Dental Esthetic Concept

牙科美学概念

与牙科技师共同创造的前牙美学修复

（日）都築優治 著　　张泓灏 译　　许 鑫 审校

U0198254

北方联合出版传媒（集团）股份有限公司

辽宁科学技术出版社

沈 阳

图文编辑

杨　帆　刘　娜　张　浩　刘玉卿　肖　艳　刘　菲　康　鹤　王静雅　纪凤薇　杨　洋

This is a translation of デンタル エステティック コンセプト 歯科技工士とともに
つくる前歯部審美修復
[著] 都築優治
Copyright© 2021 Quintessence Publishing Co., Ltd.
All Rights Reserved.

©2023，辽宁科学技术出版社。
著作权合同登记号：06-2022第17号。

图书在版编目（CIP）数据

牙科美学概念：与牙科技师共同创造的前牙美学修复 /
（日）都築優治著；张泓灏译. — 沈阳：辽宁科学技术出版
社，2023.1
ISBN 978-7-5591-2647-4

Ⅰ．①牙…　Ⅱ．①都…　②张…　Ⅲ．①牙体—修复
术　Ⅳ．①R783.3

中国版本图书馆CIP数据核字（2022）第142004号

出版发行：辽宁科学技术出版社
　　　　　（地址：沈阳市和平区十一纬路25号　邮编：110003）
印　刷　者：凸版艺彩（东莞）印刷有限公司
经　销　者：各地新华书店
幅面尺寸：210mm×285mm
印　　张：13.5
字　　数：270千字
出版时间：2023年1月第1版
印刷时间：2023年1月第1次印刷
策划编辑：陈　刚
责任编辑：张丹婷　殷　欣
封面设计：袁　舒
版式设计：袁　舒
责任校对：李　霞

书　　号：ISBN 978-7-5591-2647-4
定　　价：198.00元

投稿热线：024-23280336
邮购热线：024-23280336
E-mail:cyclonechen@126.com
http://www.lnkj.com.cn

序

　　自从我积极参与到牙科临床诊疗中，已经走过了近20年的岁月。"让患者重获美丽笑容"——因为这样一个模糊不清的理想，便开始了牙科技师职业生涯的我，在这条"险峻"的道路上一直跌跌撞撞。想要极尽修复体之美，则必须充分考虑患者口腔功能方面的问题；为了保持修复体的长期稳定，还需要考虑结构力学以及材料学方面的问题。另外，修复体与牙龈之间的协调，对于美学效果的提升也是非常重要的。此时，不仅需要拥有牙科技师方面的知识和经验，还需要保持对牙科临床诊疗方面的关注和思考，才有可能获得最佳的修复结果。

　　在飞速变化着的现代牙科诊疗中，胶片相机已转变为数码相机，金属烤瓷修复体已转变为全瓷修复体，与以前相比，拥有"匠人"般熟练技艺的必要性不断下降。但即使在这样的时代，也会有一件事情是永恒不变的——那就是实现患者"想要健康又美丽的牙齿"这份愿望的强烈使命感，以及实现这份美好愿望所必需的牙科美学概念。

　　在本书中，我总结了在美学修复中为了获得牙冠美学和牙龈美学而必不可少的概念与技术精髓，迄今为止这些概念和技术精髓一直支撑着我的牙科临床技师生涯。今后的牙科诊疗一定会在巨大的变化中持续发展，而在不远的将来，修复体的价值也必将受到质疑。为此刻做好准备，本书将会再一次为读者介绍以获得美学效果为目的的牙科美学概念的重要性及其在临床方面应用的可能性。希望这些内容能够为读者提供一些帮助。

都築優治

2020年11月

目　录

第2章　牙冠美学的获得

第3章　牙龈美学的获得　　110

第4章　种植体美学的获得　179

视频目录

第1章

Welcome to Esthetic Dentistry

美学修复所要求的修复学概念

在现代牙科医学中，对美学修复的发展及其可能性的关注程度逐渐升高，技术不断快速发展。这都是基于前人对于美学重现的孜孜不倦的追求，以及他们永不止步的探究精神。再加上材料学的进步和数字化的应用，使得当今的牙科诊疗逐渐向疗效更为确切且稳定的方向发展。另外，牙科技师的工作形式也有着日新月异的进步，机械自动化带来的工序简化和时间缩短为临床医疗提供了巨大的便利。因此，牙科技师的水平得到显著提高，让牙医能够帮助患者实现更加理想的治疗目标。但与此形成对比的是，迄今为止牙科技师所必须熟练掌握的技术和方法反而被荒废弃用的现象却随处可见。然而，美学修复的目标是不变的，修复学概念和应用技术才是构筑牙科美学的至高境界所不可欠缺的真髓。

在本章中，对于美学修复中使用到的修复学概念，笔者总结了一些个人的思考。

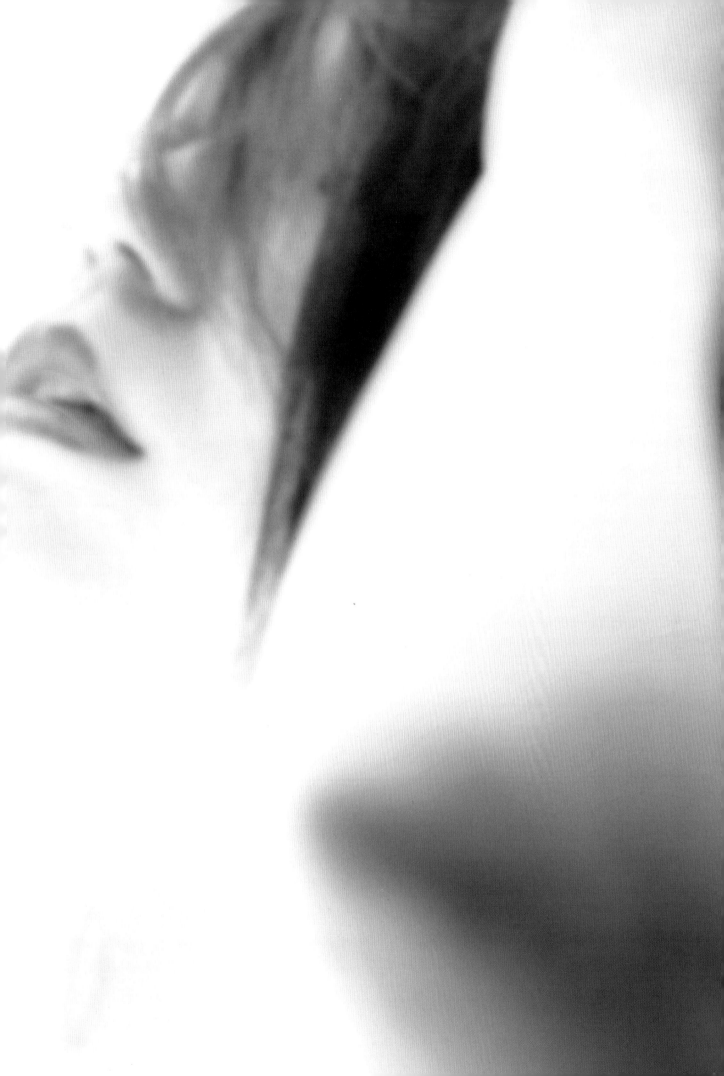

美学修复应该达成的目标

美学修复的目标非常简单纯粹，但实现此目标的路程却崎岖艰难（**图1-1-1**）。究其原因，与后牙修复不同的是，美学区域的修复要以距离很近的对侧同名牙作为参考比较对象（参考牙），更加重视左右对称性。而且，前牙相对更加要求与唇部以及颜面部之间的协调，因此从牙齿的色调、形态直到排列都必须表现出满足患者个性特征的美学效果。然而，如果没有牙医与牙科技师之间的共同协作与相互理解，必定无法实现理想且高效的修复体制作。因此，只有在牙医和牙科技师之间形成共通的价值观和认识之后，才有可能达到完成度更高的美学修复。

1. 牙冠美学的获得

2. 牙龈美学的获得

3. 与唇部的协调

4. 与颜面部的协调

图1-1-1 美学修复的目标。美学修复的目标非常简单纯粹，但实现此目标的路程却崎岖艰难。只要相对高水平地满足每一项目标，那么就可以获得完成度高的修复结果。

1. 单颗牙修复

美学区域的修复，根据修复部位和修复牙数不同，其难易度和目的就会不同，处理方法也会有所不同。因此，各种美学修复的背景都有较大的差异。

前牙的单颗牙修复，是尤其考验牙科技师技术能力的领域。其中，中切牙是唯一一颗与其对侧同名牙处于相邻位置的牙齿，并且与上颌其他牙齿相比是具有更加复杂且细腻的内部结构的牙

齿，美学重现的难度非常之高。因此，必须细致地捕捉对侧中切牙的形态、色调、质感等全部的特征，重视左右对称性同时也要精雕细琢地重现出那些细微的结构。另外，在考虑色彩重现效果时，根据基牙的颜色来确保充足的修复空间是非常重要的，基牙预备量对修复体的色彩重现效果起决定性作用。预备量过多或不足都会让色彩重现变得更加困难（**图1-1-2**）。

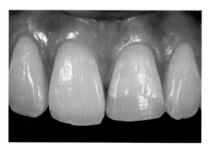

图1-1-2a 初诊时的状态，由于外伤导致的冠折。

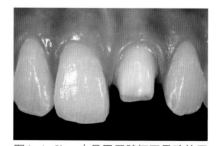

图1-1-2b 未见因牙髓坏死导致的牙本质变色，因此尽可能地保留牙本质，尝试在最低限度的修复空间中高效地利用原本的色调来达成色彩重现。

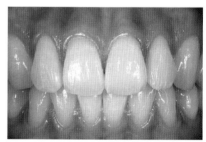

图1-1-2c 由于修复空间有1.2mm，所以选择了铸瓷修复［主治医生：洼田 努（洼田齿科）］。

2. 上颌中切牙修复

上颌中切牙是具有个人特征以及部位特殊性的牙齿。其修复过程不仅需要综合考虑多种美学决定性因素，还需要重视与骨骼、颜面部、牙列以及唇部之间的协调性。此外，需要考虑到患者的个人特征和心理，努力达到功能和美学的完美结合。中切牙可以通过嘴唇的微笑动作而被展现出来，因此，需要结合每一位患者的年龄和性别因素，创造性地赋予最适合患者的中切牙形态（**图1-1-3**）。

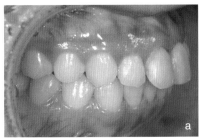 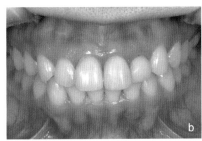 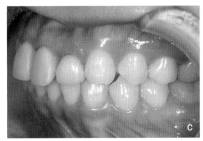

图1-1-3a~c 初诊时的状态。11、21和22接受了直接树脂贴面修复。但由于下前牙拥挤，使上颌中切牙出现了唇倾和过度前突。因为患者的主诉是前牙不美观，因此判断需要接受正畸治疗。

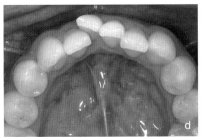 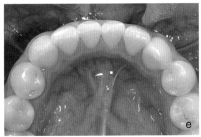 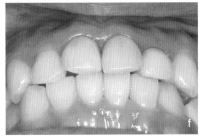

图1-1-3d~f 下前牙接受MTM治疗后，消除了牙列拥挤（e），获得了良好的前牙殆关系（Anterior Coupling），修复前的准备完成。

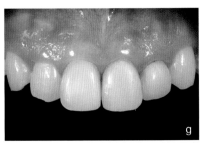 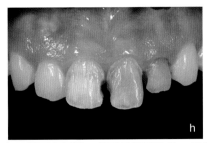 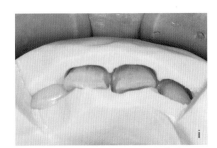

图1-1-3g~i 去除树脂贴面后的状态（h）。邻面有深龋，并可见基牙变色。虽然是活髓牙，但因为需要去龋、遮蔽变色以及修改牙冠唇侧的形态，所以进行了全周基牙预备。

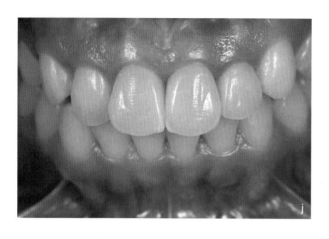
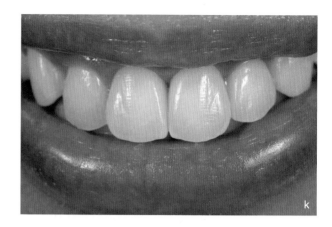
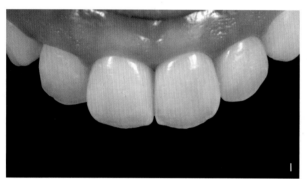
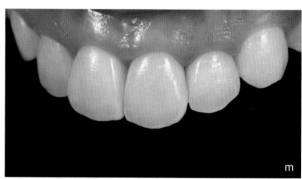

图1-1-3j~m 戴入最终修复体后的状态。通过临时性修复体，周密地设定中切牙的牙冠外形，获得美丽且协调的修复结果。虽然修复空间非常有限，但仍然恢复了理想的牙冠形态，同时实现了色彩重现（使用材料：来自义获嘉伟瓦登特的 IPS e.max Press Opal 2瓷块和 IPS e.max Ceram瓷粉）。

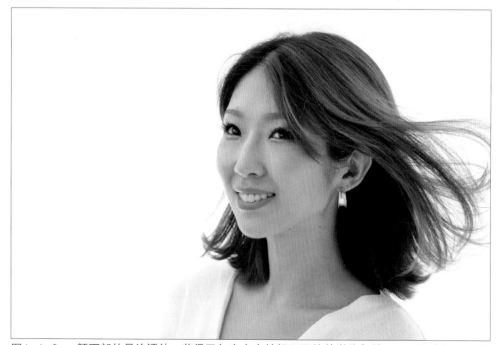

图1-1-3n 颜面部的最终评估。获得了与患者个性相匹配的美学修复结果。上颌中切牙是构成牙列整体美学效果的重要一环［主治医生：山口佑亮（山口综合齿科）］。

3. 上颌6颗前牙修复

在美学修复的过程中，上颌6颗前牙的设计对于包含牙列、唇部、颜面部的综合美学构成有着重要的作用。不仅需要根据解剖学概念来恢复牙冠形态，同时也要在排列牙齿时表现出患者的个性，最终达到与唇部以及颜面部之间的整体协调。有时候通过上颌6颗前牙的设计来展现出患者性格、生活方式、面容姿态等个人特征也非常重要。此外，在实现患者所追求的理想结果以及尝试挑战自然之美的同时，也必须为前牙赋予一定的灵动感，让其色彩表现能够与后续牙齿之间得到流畅过渡。给人如此印象的前牙美学修复不仅能够使患者更加意气风发，也能够为他们的生活带来活力和充实感（图1-1-4）。

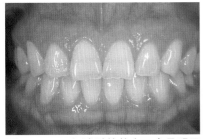

图1-1-4a　初诊时的状态。未见明显的美观不良，但患者对切缘的磨耗感到不满而来院。

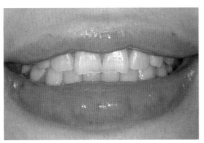

图1-1-4b　前牙与唇部的关系。虽然未达到明显不协调的程度，但通过对切缘框架（Incisal Framework[1]；参考第2章第1节）和年龄、颜面部等进行相对性评估之后，还是可以隐约感受到些许的不协调。

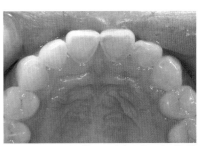

图1-1-4c　从前牙腭侧观察。切缘的磨耗并不是由功能性问题引起的，而是酸蚀症导致的。

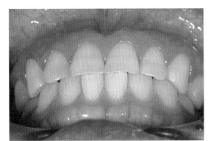

图1-1-4d　前牙殆关系。虽然在牙尖交错位时后牙咬合是稳定的，但上下颌前牙在咬合时切缘非常的贴近。

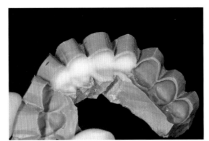

图1-1-4e　以诊断蜡型为依据，在口内进行了一次诊断饰面（Mock-up）。

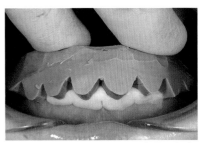

图1-1-4f　在口内使用硅橡胶导板把自凝树脂压接在前牙上。

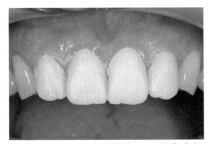

图1-1-4g　利用诊断饰面，观察中切牙和侧切牙恢复切缘形态后的状态。

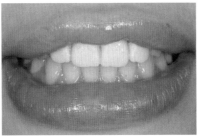

图1-1-4h　前牙与唇部的关系。此时再次进行评估，可视化美学修复的最终目标。

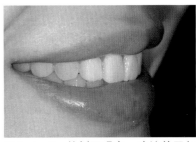

图1-1-4i　从侧面观察，确认前牙与下唇之间是否协调。

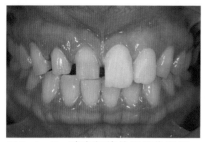

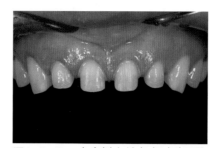

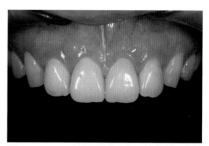

图1-1-4j　确定切缘的最终位置后，进行基牙的初次预备。由于切缘厚度非常薄，为了确保修复体的厚度，切缘的预备量必须更多。

图1-1-4k　本病例也曾考虑过贴面修复的可能性，但是综合考虑前牙腭侧的酸蚀、前牙的覆𬌗量、前伸诱导等因素后，最终选择了全冠修复。在确保修复体强度和粘接环境等条件下，进行了最低限度的基牙预备。

图1-1-4l　基牙预备后，戴入临时性修复体。

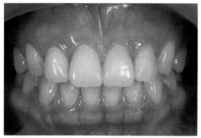

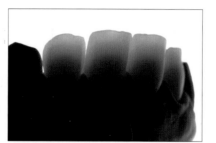

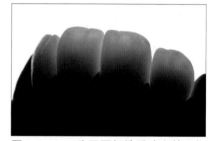

图1-1-4m　临时性修复体。根据诊断饰面的评估结果来调整形态。

图1-1-4n　最终修复体的设计。为了精密地置换临时性修复体的形态，以及确保变薄了的切缘的强度，使用了唇面回切设计（参考第2章第3节）。

图1-1-4o　为了更好地反映出基牙颜色和实现色彩重现，选择了IPS e.max Press HT瓷块并堆塑瓷粉。

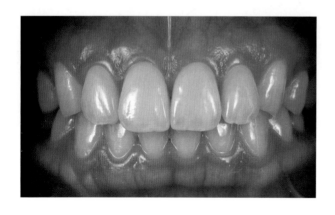

图1-1-4p　戴入最终修复体后。精密地把临时性修复体的形态置换到最终修复体上。

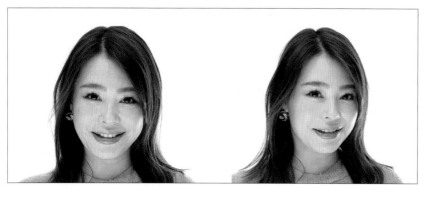

图1-1-4q　最终达成与颜面部的协调。

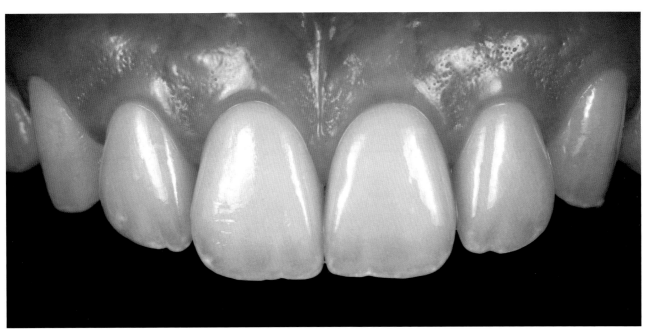

图1-1-4r　上颌6颗前牙修复体的最终效果。表现出了极具自然感的美学效果。利用"自上而下"（Top-Down）的设计方式，可以在更早的时机设定最终修复目标，经过正确且精细的调整之后，最终获得了美学与功能的协调［主治医生：尾野 诚（四条乌丸牙周种植中心）］。

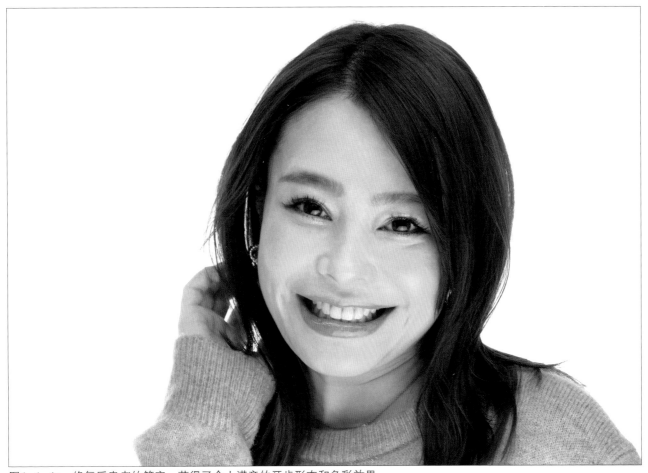

图1-1-4s　修复后患者的笑容。获得了令人满意的牙齿形态和色彩效果。

4. 前牙区牙列缺损的固定桥修复

前牙区牙列缺损修复的难点在于，随着修复范围变大，必须更多地考虑功能重建方面的问题。尤其在涉及是否需要修复尖牙的问题上，功能重建的条件会发生巨大的变化。而牙列缺损导致的牙周组织破坏也对前牙的美观恢复造成负面影响。因此，为了获得前牙美学修复的最佳结果，必须首先从根本上解决现有的问题，这常常需要外科手术以及正畸治疗等修复前的准备。倘

若在未充分调整好修复环境的情况下就强行开始修复，最终结果一定会妥协地让前牙的功能负担过重。换言之，具有同一治疗目标的多学科协作，在很大程度上影响最终的治疗结果。掌握口腔内的功能问题，调整口腔内环境至正常状态，才有可能达成最为理想的美学修复效果（**图1-1-5**）。

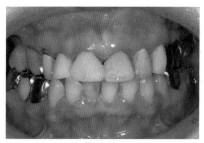

图1-1-5a　术前的状态。上下颌牙齿均戴有修复体，口腔内存在着很多功能问题。尤其是上下颌牙齿之间的覆𬌗覆盖关系较差，后牙无法获得稳定的牙尖交错位。

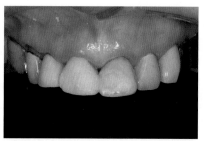

图1-1-5b　下前牙的拥挤导致前伸诱导出现了问题，并且因为龈下龋损过深以及𬌗创伤，最终无法保留上颌中切牙。

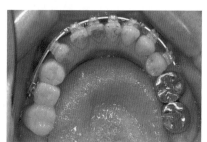

图1-1-5c　为了重建正常的前伸诱导，进行了MTM治疗。

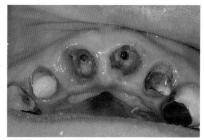

图1-1-5d　拔除上颌中切牙前，先将牙体组织削除至与牙槽嵴顶平齐，谋求牙槽嵴顶软组织增量。待软组织增量结束后再行拔牙。

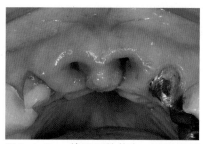

图1-1-5e　拔牙后的状态。可见牙槽嵴顶软组织量明显增加。

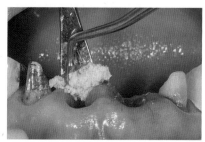

图1-1-5f　使用Geistlich Bio-Oss（Geistlich Pharma，Japan）和Colla Plug（Integra LifeSciences，白鹏）进行牙槽嵴保存术（Ridge Preservation），并利用卵圆形桥体的临时性修复体来保持拔牙窝形态。

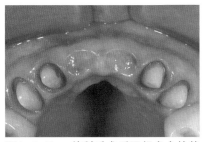

图1-1-5g　外科手术后牙龈愈合的状态。

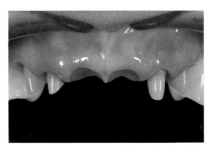

图1-1-5h　灵活运用临时性修复体来完成卵圆形桥体下方的软组织塑形。

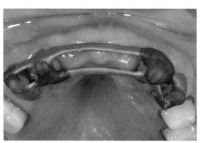

图1-1-5i　为了制作上颌6颗前牙的氧化锆固定桥修复体，利用金属连杆来记录正确的牙齿位置。

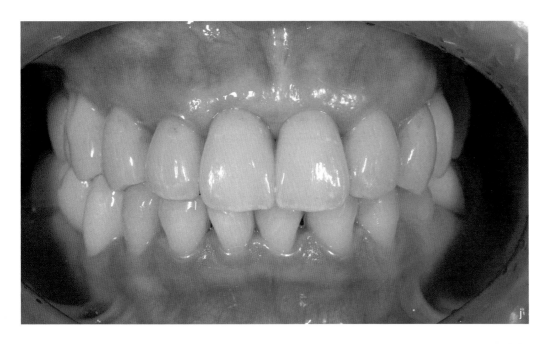

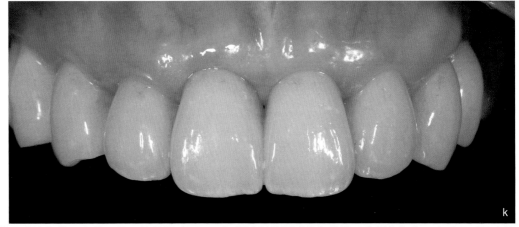

图1-1-5j、k　完成后的最终修复体。上前牙戴入的是通过唇面回切设计制作而成的氧化锆固定桥修复体，上后牙则是全锆氧化锆全冠修复体。通过MTM治疗以及一系列的修复操作，成功地恢复了上下颌牙齿理想的覆𬌗覆盖关系［主治医生：尾野　诚（四条乌丸牙周种植中心）］。

为了获得更好的前牙美学修复效果，笔者认为最重要的工作是牙医在临床上进行的修复前准备。在修复前准备的过程中，追求具有良好功能性的修复体设计以及与牙周组织之间的协调，不仅与最终的美学效果密切相关，更可以为整个修复过程提供更高的预知性。因此，不应把目光局限于美学重现，而应该将焦点放在患者的牙科治疗既往史以及口腔问题的根本原因之上，始终秉持着以患者牙列的长期稳定和健康为第一位的原则，用更加宏观和综合的眼光，在术前检查的阶段对患者情况进行整体评估。在此之后，来自牙科技师的模型诊断结果，也是在制订治疗计划时不可或缺的术前诊断材料。不仅是单纯的修复体制作，牙科技师应该更多地参与到包含正畸治疗和外科手术的复杂病例的治疗计划制订中。本节以一个病例作为例子，解说牙科技师在术前评估中的重要作用。

患者的主诉是上前牙修复后，牙龈出现退缩导致美观不良。牙龈很薄，可见牙龈与修复体外形之间相互不协调，但下前牙拥挤导致的咬合问题明显更加严重。另外，上下颌后牙均接受过修复，可见修复体形态不良导致的功能问题。因此，首先进行了正畸学评估，之后在使用诊断蜡型的同时，进行修复学和外科手术评估（**图1-2-1、图1-2-2**）。

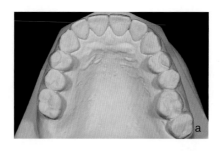

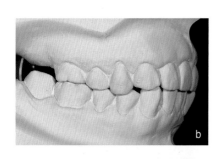

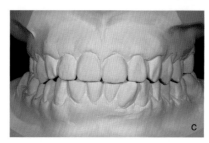

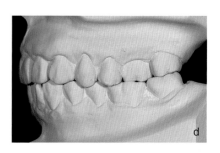

评估项目

- 颌位
- 牙弓的形态
- 牙齿形态
- 牙齿的位置关系
- 𬌗关系
- 垂直距离
- 龈缘水平
- ……

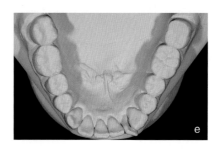

图1-2-1a～e 初诊时的状态。未见颌位偏移以及垂直距离降低等问题，但可见上前牙修复体与拥挤的下前牙之间不协调的前伸诱导。

图1-2-2a、b 前牙骀关系。与上前牙相比，下前牙的尺寸相对较大，更加接近于切对切咬合。

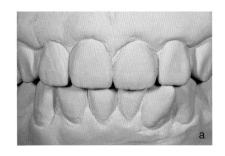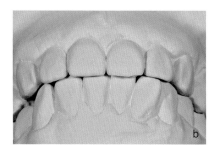

本病例的评估顺序

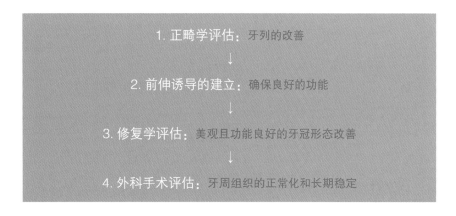

1. 正畸学评估：牙列的改善

↓

2. 前伸诱导的建立：确保良好的功能

↓

3. 修复学评估：美观且功能良好的牙冠形态改善

↓

4. 外科手术评估：牙周组织的正常化和长期稳定

1. 正畸学评估

在正畸治疗的预测模型上，综合考虑颌位、牙弓的形态（大小）、牙齿的形态（大小）、牙齿的位置关系、骀关系、垂直距离、龈缘水平等评估项目后，进行了兼顾美学和功能的模拟排列。必要时片切邻面，以调整牙列的大小以及牙齿的位置（图1-2-3、图1-2-4）。

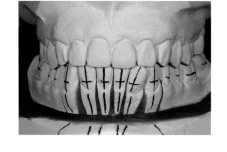

图1-2-3 置换为正畸预测模型后的状态。根据患者的要求，只对下前牙进行MTM治疗。

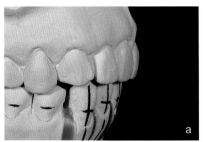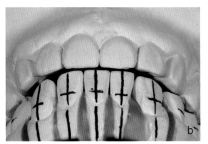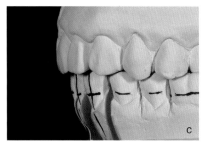

图1-2-4a～c 根据限定的正畸范围和前牙骀关系，制订了拔除32的减数拔牙计划并进行模拟排列。减数至3颗下切牙之后，前牙的覆盖有了一定的修复操作空间，但对尖牙关系仍然抱有疑问。

2. 前伸诱导的建立

在全颌修复的过程中，首先必须设定的是上颌中切牙切缘的位置，并由此决定了上颌牙的切缘—牙尖连线（Facial Cusp Line）和大致的咬合平面。因此，应该从排列前牙开始，判断尖牙关系并建立前伸诱导。在排列后牙的同时，决定尖牙诱导以及侧方运动时的后牙离开量（图1-2-5、图1-2-6）。

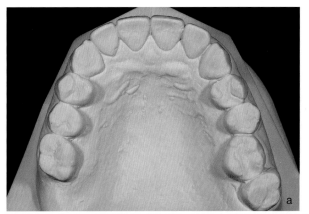 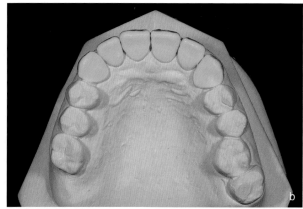

图1-2-5a、b　理想排列下前牙后，制作上前牙的诊断蜡型，以建立正常的前伸诱导。

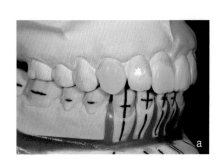 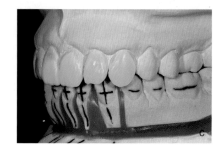

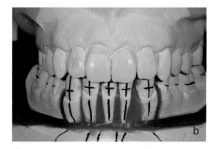

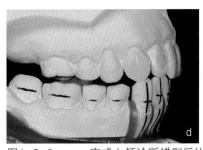 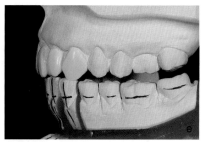

图1-2-6a～e　完成上颌诊断蜡型后的状态。获得了理想的前牙咬合以及尖牙诱导。然而，为了确认前牙的美学效果，必须在患者口内试戴诊断饰面（Mock-up），观察前牙与唇部、颜面部是否协调，并进行再评估。

3. 修复学评估

接下来是修复学方面的评估。此时需要决定修复范围和修复设计，必须考虑美学、功能以及结构力学等因素来综合评估。因为评估的结果会在后续的基牙预备以及决定种植体植入位置时反映出来，所以应该进行最低限度的诊断蜡型制作以及切削调整。另外，还需要通过修复体的厚度来预先决定修复方式以及选择修复材料（图1-2-7）。

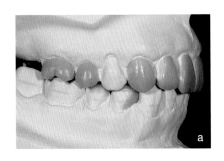
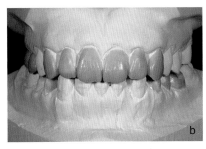
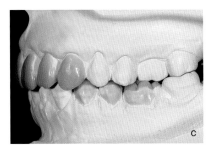
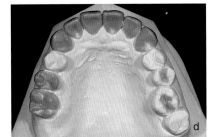
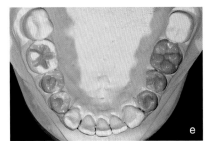

图1-2-7a～e　建立前伸诱导后，探讨后牙修复的可能方式。

4. 外科手术评估

外科手术评估主要是针对牙龈美学以及牙龈生物型。例如，对于牙龈退缩部位的根面覆盖术或者牙龈增厚术，以及牙冠延长术、牙槽嵴增大术等牙周成形手术，牙科技师通过模型诊断提出可行性意见也是非常重要的（图1-2-8）。

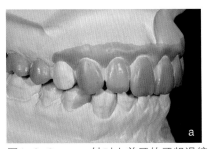
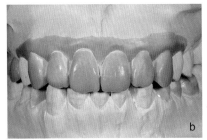
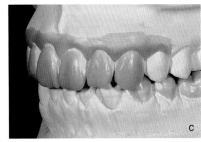

图1-2-8a～c　针对上前牙的牙龈退缩，探讨是否需要进行牙龈增厚术。此时应该考虑牙龈的厚度以及龈缘水平，来决定牙龈不足的范围和分量。如果牙龈所需的增加量较多，则使用聚合收缩极少的成形树脂来模拟制作最终的牙龈形态，以可摘元件的形式可视化牙龈增加量。

最后，支撑美学修复的另一个重要支柱便是修复材料。由治疗计划所决定的修复体设计中，正确的修复材料选择是高效地获得理想美学效果的关键。在美学修复材料当中，全瓷材料常常作为首选。多种多样的氧化锆材料被归纳在同一个类别下，但不同的氧化锆材料之间特性各不相同。在选择材料的时候，通常都会思量着"适材适所"这个原则，但对材料特性的深度理解以及利用材料特性判断修复难度的能力也是不可欠缺的。随着各种具有高透光性的多层型氧化锆材料的问世，从美学效果和材料强度的观点来看，其性能与以二硅酸锂（LDS）为主要成分的高强度玻璃陶瓷已经不相伯仲，如何有所区别地使用两者

已经变得非常困难。但因为两种材料的化学组成完全不同，因此与牙体组织之间的粘接方式以及光学特性等方面均存在较大的差异，根据不同的修复用途而各有优劣。近年来，由于修复材料的美学性能不断提高，不依赖瓷粉堆塑的外部染色技术受到广泛关注，制作美学修复体的技师工序逐渐简略化，不同材料的应用范围和临床评估也大不相同（表1-3-1、图1-3-1）。

另外，还要注意的是，不可错失选择修复材料的最佳时机。在材料选择前通过主治医生获得更加全面的临床资料，并且和主治医生进行充分的讨论商议之后，最终才能做出最理想的材料选择判断（图1-3-2）。

表1-3-1　各种美学修复材料的临床适用范围。只有彻底理解各种材料的优势和劣势，灵活运用各种材料的特性，才可能减少选择错误时的苦恼以及避免治疗失败

染色法二硅酸锂 （LDS Staining）	堆瓷法二硅酸锂 （LDS Layering）	染色法氧化锆 （Zirconia Staining）	堆瓷法氧化锆 （Zirconia Layering）	金属烤瓷 （Metal Ceramics）	玻璃陶瓷 （Glass Ceramics）
强度360~500MPa，具有较高透光性，但由于是单色结构，需要通过外部染色来调整色调。另外，由于其美学效果易受基牙环境影响，其适用范围以及美学重现效果有所限制	以二硅酸锂为基底的全瓷冠修复材料，在基底上堆塑瓷粉可以控制透明度及不透明度，提升美学重现的效果，并且可以在一定程度上遮蔽基牙颜色	目前美学修复材料中强度最高的材料，特别适用于后牙以及种植体上部结构等需要充分考虑材料强度的病例。选择高透光性多层型的也可以用于前牙美学修复。此外，它对于基牙颜色的遮蔽性优于二硅酸锂，因此适用范围更广。染色法氧化锆的美学重现的效果与染色法二硅酸锂大致相同	选择具有适当透光性的氧化锆基底，可以在尽可能减少基牙颜色影响的同时表现出目标色调，因此明度控制的范围最广。但由于需要堆塑瓷粉，其膨胀系数必须近似于二硅酸锂，因此其强度等物理性能不如金属烤瓷（钛金属用陶瓷除外）	由于使用金属基底，因此不受基牙条件影响。但因需要涂布遮色瓷层，堆瓷空间减少，有时候难以达成色彩重现。另外，虽然设计自由度高，金属基底的厚度也可以调整到最薄，但金属基底的调整需要熟练的加工技术	就如瓷贴面以及全瓷冠一样，使用了耐火性的烤瓷操作以及在院内加工类型的ＣＡＤ瓷块为主。由于牙面之间接触是脆性材料，为此如果修复条件不好会有折裂风险

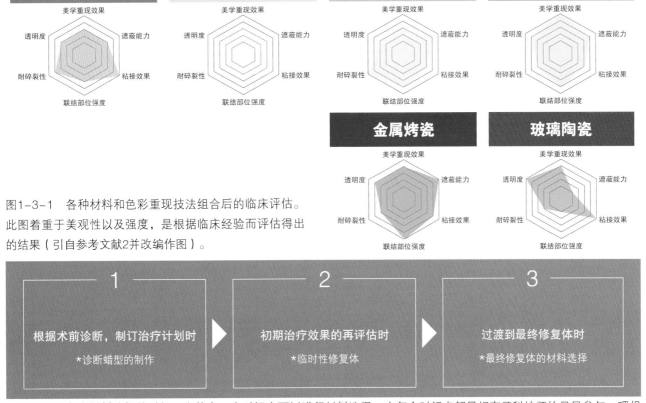

图1-3-1 各种材料和色彩重现技法组合后的临床评估。此图着重于美观性以及强度，是根据临床经验而评估得出的结果（引自参考文献2并改编作图）。

1	2	3
根据术前诊断，制订治疗计划时 ★诊断蜡型的制作	初期治疗效果的再评估时 ★临时性修复体	过渡到最终修复体时 ★最终修复体的材料选择

图1-3-2 考虑材料选择的时机。大约有三个时间点可以进行材料选择，在每个时间点都最好有牙科技师的尽早参与。理想情况下，在最终修复体的过渡阶段，应该基于现有的修复条件，从实际动手处理修复材料的牙科技师处获得最专业的意见，再去决定最终的修复材料。

1. 材料选择标准和临床考量

在这里探讨一下材料的选择标准和临床考量。在选择材料时，要以"美观性与强度的平衡"为最优先事项来选择适当的材料。但是，对于前牙和后牙，美观性与强度之间的优先程度是不同的。前牙在一定程度上优先考虑美观性，而后牙一般优先考虑强度。然而，即便充分考虑前牙的美观性，但由于受到各种修复条件的影响，常常无法选择美观性最优的修复材料，被迫地为满足强度要求而做出一定的妥协（**图1-3-3**）。

材料选择标准	
美学重现方面的考量点	强度方面的考量点
1. 修复部位	1. 缺失牙数量（需要联结的牙冠总数）
2. 修复牙齿数目	2. 覆殆覆盖关系（咬合样式）
3. 基牙预备设计以及预备量（修复体厚度）	3. 基牙预备量（修复体厚度）
4. 基牙条件	
5. 参考牙的色调	
6. 患者要求	

图1-3-3 选择材料时对美观性和强度的考量点。

2. 材料选择时判断病例难度的步骤

为了在美学修复中选择最合适的修复材料，以求高效地获得美学效果，首先要做的是仔细考量现有的修复条件，切实地掌握病例的难易程度。以下笔者会说明影响材料选择的一些重要因素（**图1-3-4**）。

第一步	修复部位	即使在前牙区，不同牙齿上利用修复体实现美学重现的难度也是不同的。其中，中切牙是唯一与对侧同名牙相邻的牙齿，单颗牙修复的难度极高。与作为美学重现标准的对侧同名牙之间的距离增加，美学修复的难度不断降低
第二步	修复牙齿数目	修复牙齿数目极大地影响着美学重现的难度水平。根据情况不同，可以大致分为单颗牙修复、偶数多颗牙修复、奇数多颗牙修复三个种类，其难易程度根据修复范围是否包含对侧同名牙而异。当然，不包括对侧同名牙的多颗牙美学修复是最困难的
第三步	覆𬌗覆盖关系	不同的前牙覆𬌗覆盖关系尤其影响对修复体切缘强度的要求，这是与第四步的基底设计直接相关的因素。由于切缘是表现患者个性的重要美学区域，必须选择兼顾透明度和强度的材料
第四步	基底设计	主要分为三种类型：全内冠堆瓷的全覆盖基底，只在唇侧堆瓷的唇面回切基底，以及单纯由基底材料制成的全锆修复体基底。视修复部位所需要的强度而分别使用，但美学效果各不相同
第五步	联结牙冠总数	修复体要求的强度因联结牙冠总数和缺牙区长度而异。全瓷修复体的强度补偿和适用范围会因联结牙冠总数而不同
第六步	基牙颜色	这是全瓷修复中需要特别考虑的重要因素，需要彻底把握和理解氧化锆和二硅酸锂的材料特性。在基牙变色的情况下，需要切实把握住变色程度这个因素，并由此确定需要什么程度的底层遮蔽。同时，充足的材料厚度对于遮蔽基牙颜色是必不可少的，因此需要牙科技师与主治医生共同商量决定基牙预备量
第七步	与参考牙之间的色差	当需要反映出基牙颜色而使用玻璃陶瓷时，要注意与参考牙之间的基牙色差。另外，即使在使用氧化锆等精制陶瓷时，基牙颜色也会因为某些氧化锆的遮色不足而被反映出来，所以基牙与参考牙之间的色差，以及第八步基牙预备量也与色彩重现效果密切相关。
第八步	基牙预备量	确保基牙预备量和修复体厚度，不仅在美学方面，在强度补偿方面也非常重要。特别是从美学方面来看，是否存在充足的堆瓷空间会为实现色彩重现的方法带来限制。而当修复空间不足时，对变色基牙和金属桩核的遮蔽更取决于材料的不透明度

选择材料以及决定色彩重现技法

染色法二硅酸锂（LDS Staining）	堆瓷法二硅酸锂（LDS Layering）	染色法氧化锆（Zirconia Staining）	堆瓷法氧化锆（Zirconia Layering）	金属烤瓷（Metal Ceramics）	玻璃陶瓷（Glass Ceramics）

图1-3-4　修复难度的判断步骤和适当材料的选择。从第一步到第八步按顺序进行评估，最终决定材料和色彩重现技法（本图引自参考文献2，有改动）。

3. 基于微创（MI）理念的材料选择

回顾现代美学修复的历史，在全瓷材料不断进化的同时，粘接技术的确立及其飞跃式发展为临床美学修复带来了巨大的改变。尤其是基于微创（Minimal Intervention，MI）理念的粘接修复（Bonded Restoration）[3-5]，它以高强度粘接修复为前提，达成最小限度的牙体切削。此时，为了获得与牙釉质之间高强度粘接环境，需要有计划地设计基牙预备形态，并根据所追求的美学修复效果来选择最为合适的修复材料（**图1-3-5**、**图1-3-6**）。

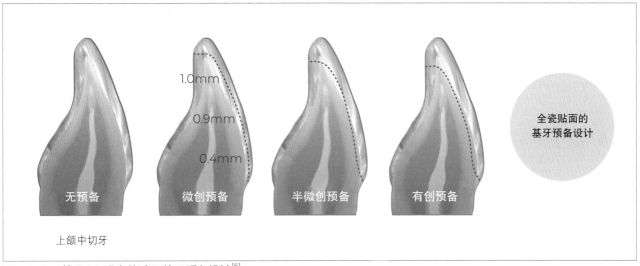

图1-3-5　基于 MI 理念的贴面基牙预备设计[6]。

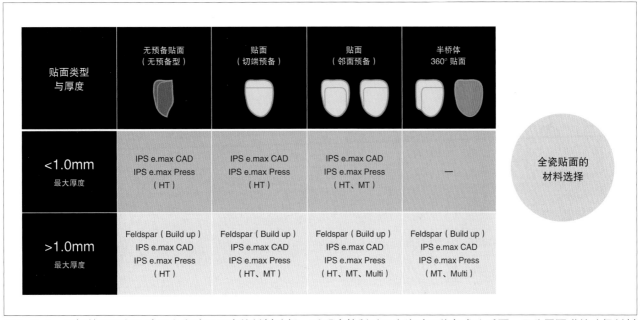

贴面类型 与厚度	无预备贴面 （无预备型）	贴面 （切端预备）	贴面 （邻面预备）	半桥体 360°贴面
<1.0mm 最大厚度	IPS e.max CAD IPS e.max Press （HT）	IPS e.max CAD IPS e.max Press （HT）	IPS e.max CAD IPS e.max Press （HT、MT）	—
>1.0mm 最大厚度	Feldspar（Build up） IPS e.max CAD IPS e.max Press （HT）	Feldspar（Build up） IPS e.max CAD IPS e.max Press （HT、MT）	Feldspar（Build up） IPS e.max CAD IPS e.max Press （HT、MT、Multi）	Feldspar（Build up） IPS e.max CAD IPS e.max Press （MT、Multi）

图1-3-6　根据基牙预备设计和全瓷贴面厚度的材料选择。透明度控制对于全瓷贴面修复尤为重要，因此需要谨慎选择材料以实现最完美的美学重现。

对稀疏牙列利用MI理念改善美观的病例（图1-3-7）

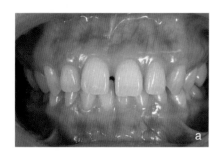
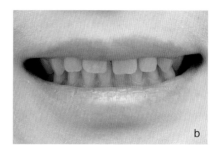

图1-3-7a、b　初诊时的状态。患者以牙列稀疏引起美观不良为主诉而来院接受治疗。

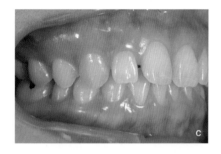
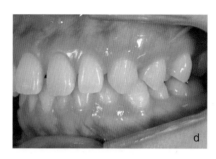

图1-3-7c、d　从尖牙到磨牙的覆𬌗覆盖关系未见明显异常。另外，牙弓形态和牙周环境也没有明显问题。

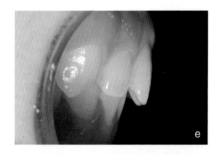
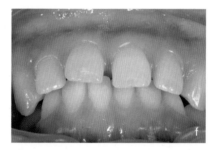

图1-3-7e、f　前牙𬌗关系。上颌右侧中切牙可见扭转和唇倾。

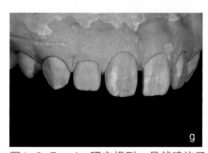
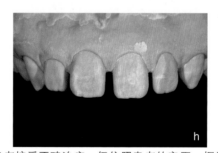
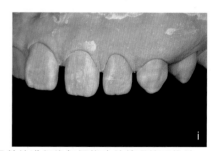

图1-3-7g~i　研究模型。虽然建议了患者接受正畸治疗，但依照患者的意愿，探寻单纯进行修复便能改善美观的可能性。牙齿的间隙大约在1.5mm，而中线处则有3.0mm。

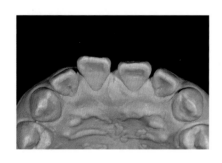

图1-3-7j　从切缘侧观察。相比口内照片，此角度可以更清楚地看到上颌右侧中切牙位置的不良。

模型。

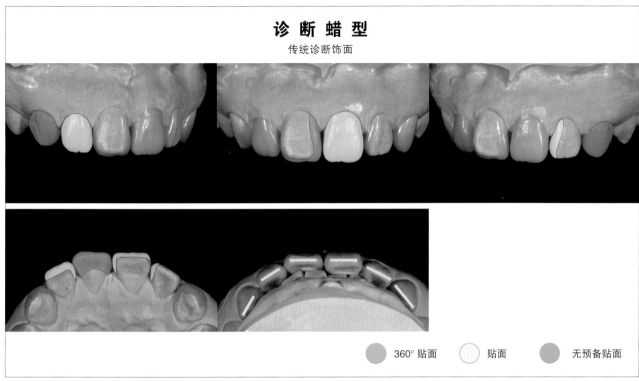

诊断蜡型
传统诊断饰面

360° 贴面　　　贴面　　　无预备贴面

图1-3-7k　诊断蜡型。进行最低限度的蜡型制作来明确基牙唇侧的覆盖范围。但诊断蜡型上可见，牙冠宽度在中切牙为11.5mm，侧切牙为9.5 ~ 10.0mm，尖牙为10.0 ~ 11.0mm，远远大于解剖学的平均值。

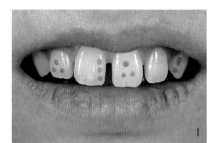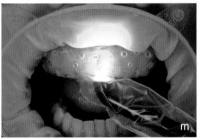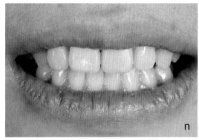

图1-3-7l ~ n　利用诊断蜡型，在口内制取了诊断饰面。虽然在诊断蜡型上观察到牙冠宽度过大，但口内戴入诊断饰面后，判断牙冠宽度在允许范围内。牙齿间的缝隙得以封闭，获得了良好的美学效果。

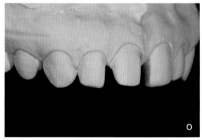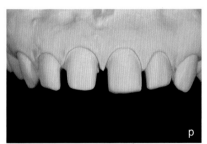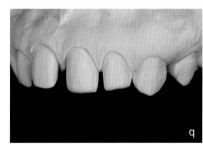

图1-3-7o ~ q　经过制取诊断饰面后，制备诊断蜡型的复制模型，基于MI理念模拟基牙最终预备，制作最终基牙预备的参考模型。

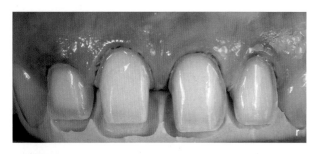

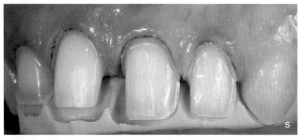

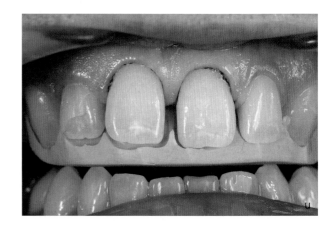

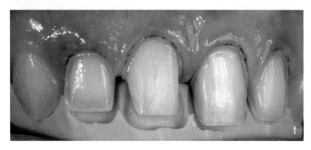

图1-3-7r～u　依照最终基牙预备的参考模型进行了基牙预备。基牙预备时，使用由诊断蜡型制作而成的硅橡胶导板来确认基牙预备量。

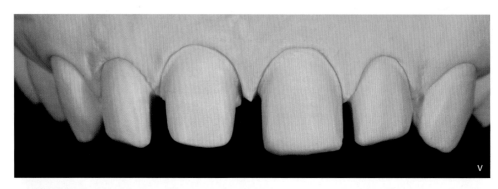

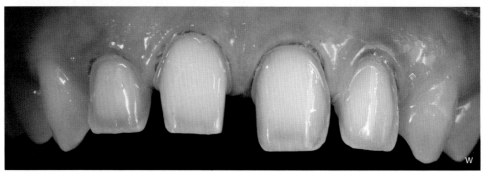

图1-3-7v、w　参考模型与最终基牙预备的比较。可见最终基牙预备结果与参考模型之间几乎没有差别。

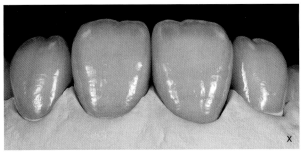 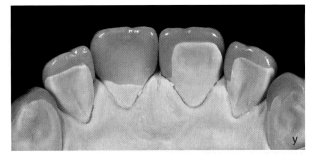

图1-3-7x、y　完成后的最终修复体。为了避免造成牙龈"黑三角"，在有需要的地方设置龈下边缘，并使用了半桥体设计来尽可能封闭空隙。

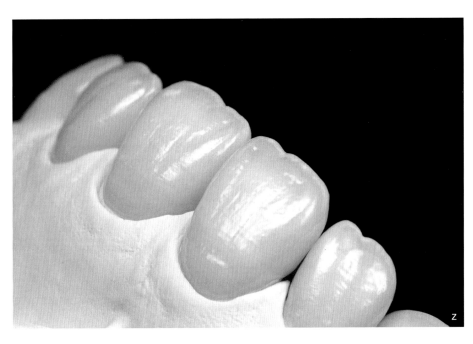

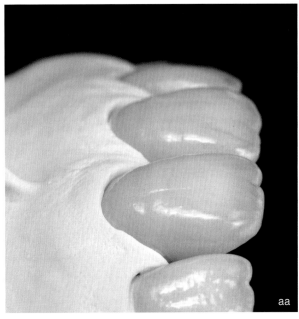

图1-3-7z、aa　12-22使用IPS e.max Press Multi瓷块，13和23使用IPS e.max Press HT瓷块，并利用染色法进行最终调整。像这样需要精准美学重现的病例中，染色法可以单独对每颗牙齿的形态和色调进行精细调整，是一种非常有效的技术。

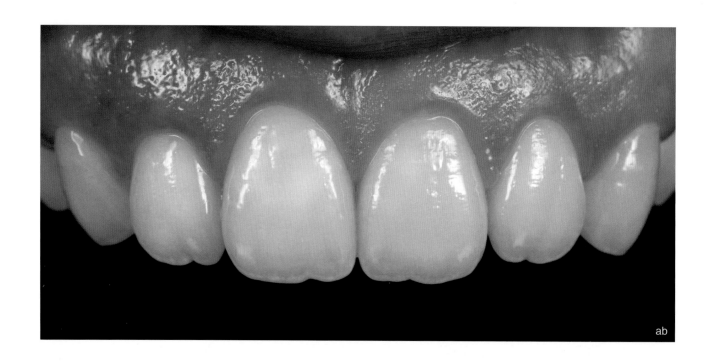

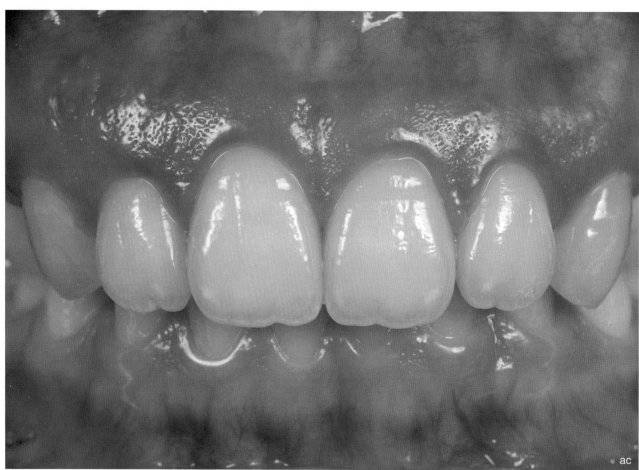

图1-3-7ab、ac　口内粘接后的最终修复体。通过对稀疏牙列进行详细的修复计划后，获得了良好的美学效果。另外，因为正确地设定了邻面形态，所以观察到了龈乳头的恢复。

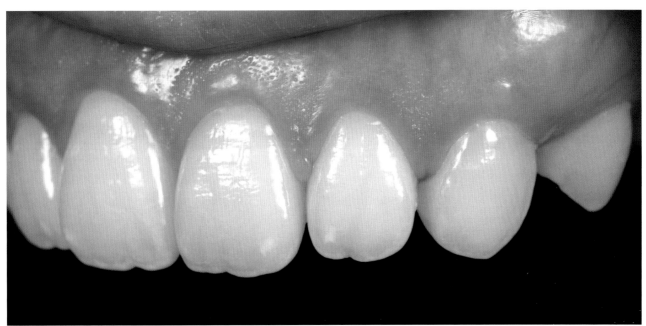

图1-3-7ad　侧面特写照片。呈现出非常自然的色彩重现效果［主治医生：津田 祐（津田齿科诊所）］。

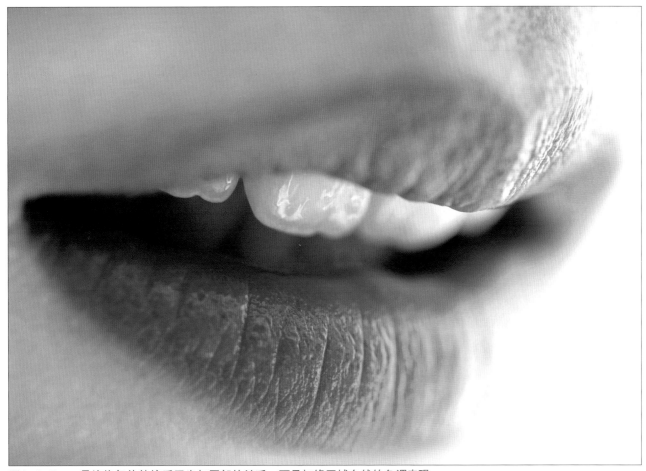

图1-3-7ae　最终修复体粘接后牙齿与唇部的关系。可见切缘区域自然的色调表现。

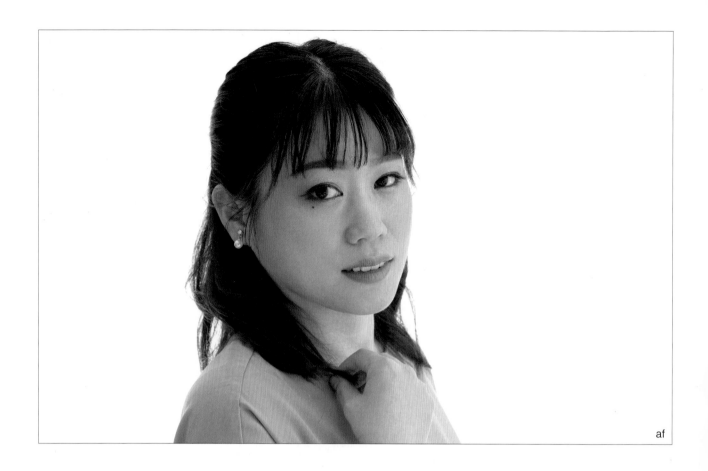

af

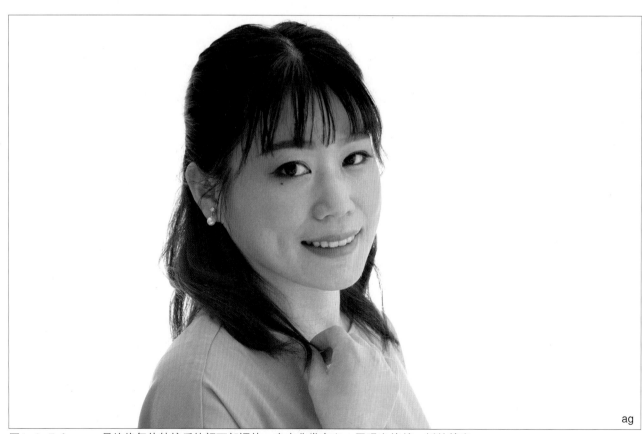

ag

图1-3-7af、ag　最终修复体粘接后的颜面部评估。患者非常高兴，展现出焕然一新的笑容。

参考文献

1 美学修复应该达成的目标

[1] 土屋賢司. 包括的治療戦略—修復治療成功のために—. 東京：医歯薬出版, 2010.

[2] 山﨑長郎 (監), 茂野啓示, 西川義昌, 植松厚夫, 北原信也, 鈴木真名, 天川由美子, 小濱忠一, 瀬戸延泰, 土屋賢司, 大河雅之 (編). 歯科臨床のエキスパートを目指して I コンベンショナルレストレーション. 東京：医歯薬出版, 2004.

[3] 山﨑長郎. エステティック クラシフィケーションズ 複雑な審美修復治療のマネージメント. 東京：クインテッセンス出版, 2009.

[4] 林直樹. Past ≪ FUTURE ENVISION 77 HEART BEATS. 東京：医歯薬出版, 2011.

2 提升前牙美学修复效果的修复前准备

[1] 土屋賢司. 包括的治療戦略—修復治療成功のために—. 東京：医歯薬出版, 2010.

[2] Cohen M. Interdisciplinary Treatment Planning. Berlin：Quintessenz Verlags, 2008.

3 美学修复材料的选择

[1] 伴清治 (編著). CAD/CAM マテリアル完全ガイドブック フルジルコニアクラウン 保険適用ハイブリッドレジン プレスセラミックス 金属冠. 東京：医歯薬出版, 2017.

[2] 山﨑治, 高橋健, 都築優治 (編著). 月刊歯科技工別冊 マテリアルセレクション チェアサイドとラボサイドの円滑なコミュニケーションのために. 東京：医歯薬出版, 2020.

[3] 山﨑長郎 (監). 歯科臨床のエキスパートを目指して II ボンディッドレストレーション. 東京：医歯薬出版, 2006.

[4] Magne P, Belser UC. Bonded Porcelain Restorations in the Anterior Dentition. Illinois；Quintessence Publishing, 2002.

[5] 土屋賢司, 土屋覚 (編). 月刊「歯科技工」別冊 Chairside & Laboside ラミネートベニアテクニック. 東京：医歯薬出版, 2003.

[6] Blunck U, Fischer S, Hajtó J, Frei S, Frankenberger R. Ceramic laminate veneers：effect of preparation design and ceramic thickness on fracture resistance and marginal quality in vitro. Clin Oral Investig 2020；24 (8)：2745-2754.

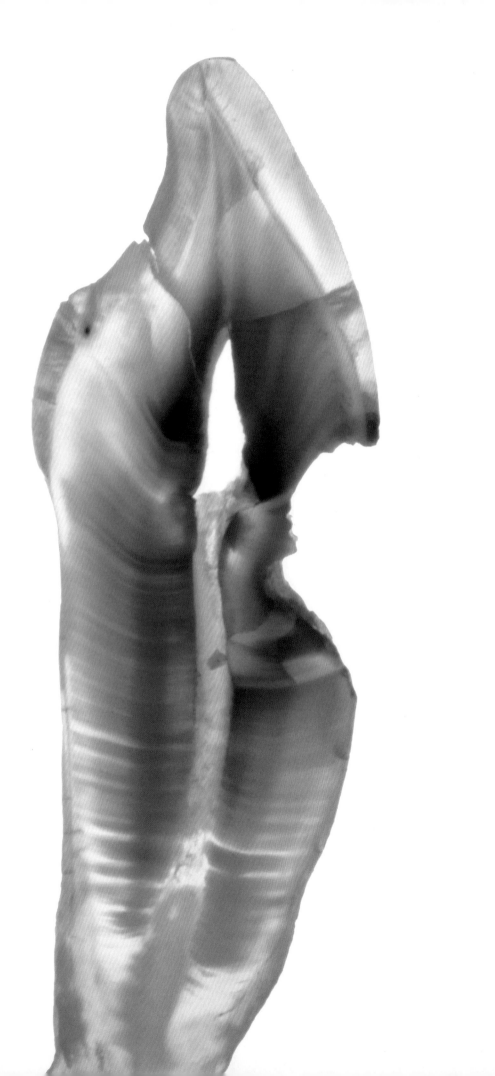

第2章

Achievement of White Esthetics

牙冠美学的获得

本章介绍的是让美学修复获得成功的必要条件，即以重现牙冠美学为目标的相关概念。

要获得美观的牙冠，最关键的是要忠实地重现模板天然牙的形态和色调。在重现牙冠形态时，必须了解天然牙的解剖学结构以及天然牙列的排列规则；在重现色彩时则必须了解天然牙的内部结构及其特性，并且拥有能够把目标色彩重现出来的理论基础和技术应用能力。在过去，想要掌握这样的牙冠美学重现技术需要长时间的学习以及大量经验的积累，但随着CAD/CAM的普及，重现牙冠形态已经变得非常简单。可是美学区域的修复不能只关注在一颗牙齿的美学重现，还要关注如何在整个弯曲的牙列中排列牙齿才能与周围组织达到协调并实现正常生理功能。另外，展现患者个性的牙列也很重要。

本章中将会详细解说以提升牙冠美学效果为目标的牙冠美学重现概念。

第2章

1 牙冠美学的理解

1. 牙列的美学评估项目

在前牙美学排列时，必须要满足**图2-1-1**的条件。另外，寻求颜面部、唇部和牙龈三者的协调也是一个重要的条件（参考第3章第1节）。为了大致地评估口部的美学，必须知道牙龈框架[1]和切缘框架[1]之间的良好平衡关系。在这种良好平衡关系中，以正中为界的左右对称性以及牙龈—牙冠的连续性是不可缺少的。牙冠长度和宽度与理想临床牙冠的解剖学标准达成一致时，牙列才是美丽且自然的（**图2-1-2**）。

---

1. 牙冠宽度和长度在正常范围以内

2. 牙龈框架具有连续性，左右对称性较高，整齐且协调

3. 保持理想的牙齿位置及相互距离关系

4. 前牙骀关系不妨碍前伸诱导（即后牙处于正中骀位时，前牙未接触，存在微小的缝隙）

5. 能够获得稳定的牙尖交错位

6. 膜龈形态不会因为牙齿的拥挤和缺失而变形

图2-1-1 前牙美学排列所要求的条件。

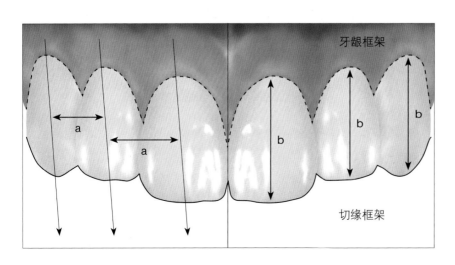

牙龈框架

切缘框架

图2-1-2 从牙列中描绘得出牙龈框架以及切缘框架。以正中为界，左右的对称性和连续性决定了前牙的美学效果。另外，与美学效果密切相关的是，牙冠中央线之间的距离a，以及牙冠长度b均处于解剖学正常值范围内并且保持连续性。

另外，与牙龈框架一样，切缘框架也同样拥有个性特征（**表2-1-1**）。虽然这与牙冠的形态特征有一定关联，但切缘框架与牙周组织的解剖学结构、骨骼，还有与颜面部之间的关联性也在评估范围内。

表2-1-1　牙冠形态与牙龈框架、切缘框架的关系

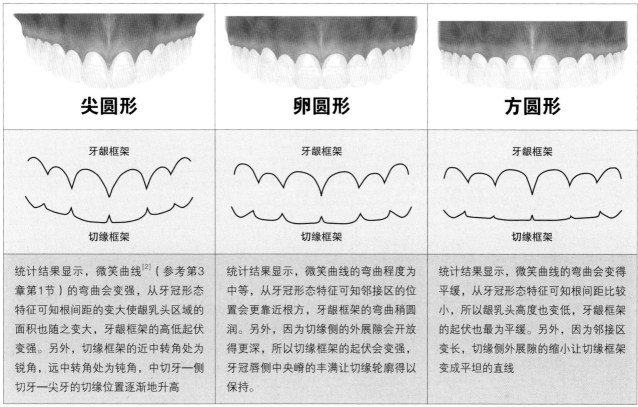

尖圆形	卵圆形	方圆形
统计结果显示，微笑曲线[2]（参考第3章第1节）的弯曲会变强，从牙冠形态特征可知根间距的变大使龈乳头区域的面积也随之变大，牙龈框架的高低起伏变强。另外，切缘框架的近中转角处为锐角，远中转角处为钝角，中切牙—侧切牙—尖牙的切缘位置逐渐地升高	统计结果显示，微笑曲线的弯曲程度为中等，从牙冠形态特征可知邻接区的位置会更靠近根方，牙龈框架的弯曲稍圆润。另外，因为切缘侧的外展隙会开放得更深，所以切缘框架的起伏会变强，牙冠唇侧中央嵴的丰满让切缘轮廓得以保持。	统计结果显示，微笑曲线的弯曲会变得平缓，从牙冠形态特征可知根间距比较小，所以龈乳头高度也变低，牙龈框架的起伏也最为平缓。另外，因为邻接区变长，切缘侧外展隙的缩小让切缘框架变成平坦的直线

最后，只要深入探究美丽且整齐的前牙的美学标准则会发现，规律性和连续性非常多见（**图2-1-3**）。如何在制作修复体时左右对称地满足这些标准非常重要。

图2-1-3　前牙的规律性和连续性。前牙是通过近中线角的倾斜角度以及邻接面过渡区域的可见宽度来表现出与后续牙齿之间的连续性的（a<b<c）。另外，从正面观察，远中的外形线与后续牙齿之间有规律地相似，并决定着牙列的轮廓。切缘侧的外展隙则是从远中开始到近中，其转角部分的展开度有着一定的规律，使牙列变得整齐。而切缘位置（Incisal Edge Position）与龈缘顶点（Gingival Zenith Point）、邻接区位置（Proximal Contact Position）均有规律性，这也是与后续牙齿之间展现出连续性的一个指标。

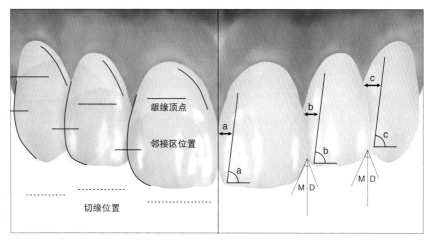

2. 前牙的平衡与牙冠大小

一般来说，我们用"黄金比例"以及"白银比例"的概念来评估前牙的比例。1973年，由Lombardi提出了黄金比例[3]（Golden Proportion），此后，1993年Preston[4]和2002年Magne[5]对其进行了评估（图2-1-4）。

但是，这个比例也仅仅是一个指标而已，严谨地应用在日常临床上非常困难。因此，在临床上应该优先考虑牙冠大小与唇部、颜面部之间的平衡。在这里，笔者想讨论一下日本人的恒牙牙冠大小，并从整体牙列的基础上对其进行评估。笔者会参考从《日本人恒牙解剖》[7]一书中由上条、奥村、河野、广濑、片山、藤田等测量出的牙冠大小，以及内藤等据此计算出的平均值等的研究成果[8]（表2-1-2、表2-1-3）。

以此数值为基础，总结出上下颌牙冠大小的关联。

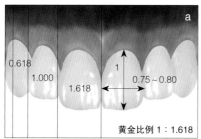

图2-1-4a、b　黄金比例和白银比例的应用[3-5]（引自参考文献6，并作图）。

表2-1-2　日本人恒牙的牙冠大小平均值（此表引自参考文献8）

上颌	牙冠长度（mm）	牙冠宽度（mm）	下颌	牙冠长度（mm）	牙冠宽度（mm）
中切牙	11.3	8.5	中切牙	8.8	5.3
侧切牙	9.7	6.9	侧切牙	9.2	5.9
尖牙	10.5	7.8	尖牙	10.3	6.8
前磨牙	8.2	7.2	前磨牙	8.3	7.1
磨牙	7.4	6.8	磨牙	7.6	7.2

表2-1-3　参考解剖学平均值，上下颌牙冠长度与宽度之间的关联性

牙冠长度	牙冠宽度
上颌中切牙≈上颌尖牙 上颌侧切牙≈下颌侧切牙 上颌尖牙≈下颌尖牙 上颌中切牙＞上颌尖牙＞上颌侧切牙 下颌尖牙＞下颌侧切牙＞下颌中切牙	上颌中切牙≈下颌中切牙+1/2下颌侧切牙 上颌侧切牙≈上颌第二前磨牙≈下颌尖牙 上颌尖牙≈下颌尖牙+1mm 上颌中切牙＞上颌尖牙＞上颌侧切牙 下颌尖牙＞下颌侧切牙＞下颌中切牙

因为有了这样的解剖学背景，这些平均值以及大小的关联性有了临床应用的可能性。另外，在制作修复体时，利用现存天然牙的大小作为参考，计算出待修复牙齿的牙冠大小也不失为一个合理的方法。

3. 牙冠形态的决定及排列牙齿的方法

笔者想解说一下牙冠形态的决定以及排列牙齿的方法。在前牙修复时，常常会出现这样的情况：基牙已经接受过修复，或者存在牙列缺损，因此只能在完全没有患者本有的牙冠形态信息的状态下设计修复体的形态。此时，如何去推导得出与邻牙以及周围组织能够协调的牙冠形态是非常重要的工作。在这里，笔者想介绍上颌6颗前牙牙冠形态设计的步骤以及排列牙齿时的要点（图2-1-5）。

在决定牙冠形态时最为重要的是避免弄错牙冠大小。顺便提一句，这里提到的牙冠大小指的是容纳牙冠的一个框架范围（外形）。在决定最合适的牙冠大小以及形态时重要的是，总要正面地从牙冠唇侧开始观察，然后辨别清楚决定牙冠宽度最大范围的龈乳头顶部的位置（**图2-1-6**）。尤其是没有特别明显的牙列拥挤的情况，牙列所能允许的最大牙冠宽度应该是相邻两个龈乳头顶部之间的水平距离。假如在这个宽度内排列的牙齿明显无法遵循解剖学的标准特征，那么有技巧地排列牙齿也能获得一定的效果，但修复体的清洁性必然会下降。

图2-1-5 推导牙冠形态的步骤。为了获得与牙列之间的高度协调，加入对牙周组织的考量来推导出适当的形态是很重要的。

1. 决定牙冠大小
2. 确认龈缘形态以及决定牙冠形态
3. 决定邻接区位置
4. 设计上下方外展隙
5. 赋予唇侧形态

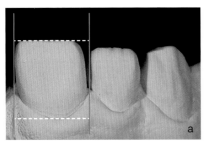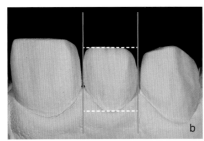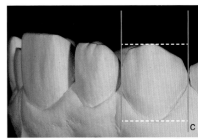

图2-1-6a～c 正确的牙冠观察方法。在确认牙冠形态和牙冠大小时，必须从正面观察牙冠唇侧，并评估牙齿的排列。

接下来介绍的是决定牙冠形态的方法（**图2-1-7**）。为了推导出适当的牙冠形态：

①辨别清楚龈乳头顶点的位置，决定牙冠的外形范围；

②从牙龈框架的角度出发，考虑龈缘形态来决定牙冠形态；

③从牙冠形态的特征出发，决定邻接区的位置；

④同样地，决定上下方外展隙的展开角度，赋予解剖学特征并完成转角部分的设定；

⑤在牙冠唇侧特征中加入嵴和沟等的切缘形态，最终完成。

应该以这样的步骤来进行。牙冠外形是必须在预先定好的框架范围内。另外，因为牙冠外形也必须融入牙龈形态中，所以在解剖学规则内形态表现实际上并不存在太多的自由度。

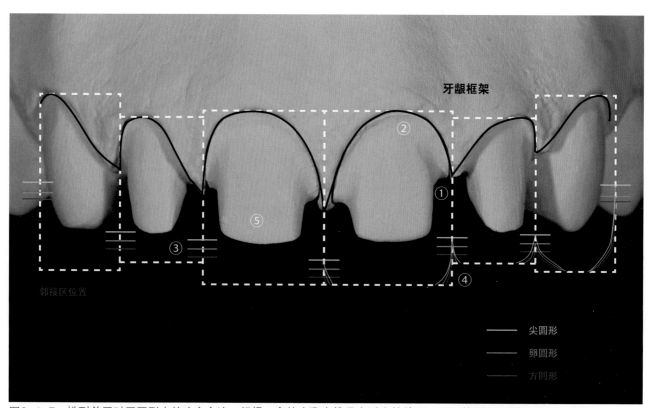

图2-1-7　排列前牙时牙冠形态的决定方法。根据一定的步骤来推导出适当的外形，可以找到和牙列协调的牙冠形态。

①辨别清楚龈乳头顶点的位置，决定牙冠的外形范围；

②从牙龈框架的角度出发，考虑龈缘形态来决定牙冠形态；

③从牙冠形态的特征出发，决定邻接区的位置；

④同样地，决定上下方外展隙的展开角度，赋予解剖学特征并完成转角部分的设定；

⑤在牙冠唇侧特征中加入嵴和沟等的切缘形态，最终完成。

最后介绍的是排列牙冠的基本过程。排列牙冠从决定上颌中切牙的切缘位置开始，必须确认和对颌牙之间的覆𬌗覆盖关系，保持上下颌牙弓的形态相互近似。上下颌牙齿的正常覆𬌗覆盖关系是发挥正常生理功能的保障。虽然牙弓形态会明显受到牙齿位置以及覆𬌗覆盖关系的影响，但本来正常的牙弓是拥有一定形态学特征的（图2-1-8）。另外，牙冠的排列应该根据牙弓形态来进行，为了排列出美丽且整齐的牙齿，将前牙冠切缘的中心点放在牙弓曲线上非常重要（图2-1-9）。

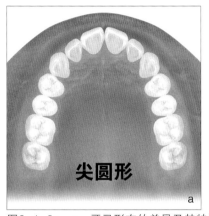 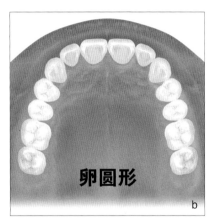 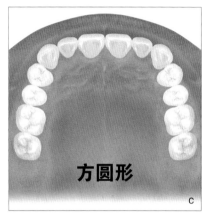

尖圆形　　　　　卵圆形　　　　　方圆形

图2-1-8a~c　牙弓形态的差异及其特征。图中可见前牙区的牙弓形态有着明显差异，依照牙弓形态把切缘连接起来所得出的牙弓曲线也会发生变化。换而言之，因为牙弓形态与牙齿形态有所关联，所以可以通过牙弓形态来推导出牙冠形态。

图2-1-9　切缘描绘出的牙弓曲线（橙色的虚线）。在这条线上设定切缘的中心点可以让牙列变得整齐。另外，当切缘离开这条线之后，从唇侧也可以观察到不良的美学影响。因此，通过排列前牙来控制牙列的外形和大小时，需要保持这个中心点不动，在唇舌方向上调整邻接区的位置，让切缘的方向发生旋转（红色线）。

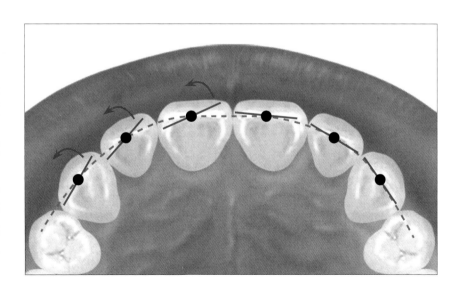

2 考虑天然牙显色的色调表现方法

实际上，颜色拥有着非常强的表现力，通过视觉捕捉到的信息常常可以感受到强烈的个性，让人心中产生各种各样的联想。这种现象同样也会发生在天然牙上，但因生活习惯以及环境所致，随时间变化而成的牙齿色调却是一种偶然的产物。因此，和动态的人体组织互为"对手"，医生靠捕捉某个时刻的特征，并把它忠实地表现出来。

另外，因为天然牙拥有荧光性、乳光效果等独特的光学特性，所以美学修复的材料必须拥有与光线发生适度的相互作用的物理特性。

在本节中，将为大家解开显色背后的机制以及与显色相关的天然牙结构，并介绍"考虑天然牙显色的色调表现方法"的临床应用。

1. 颜色的分类

几乎所有存在于自然界的物体都必须借助于光来让肉眼得以确认。总体来说颜色可以分为两类：光源自身发出的颜色，即光源色（Light Source Color）；以及光源发出的光照射到物体上时可以看见的颜色，即物体色（Object Color）（**表2-2-1**）。另外，因为不同的光源种类（白炽灯、太阳、荧光灯、白色LED灯等）具有自身特有的波长，只要光源发生变化，颜色的观察结果也会发生变化（**图2-2-1**）。不仅如此，因为物体表面的光泽度不同，其颜色的观察结果也会不同。在光泽度高的情况下光的正反射会变强，光泽度低的情况下则光的扩散反射会变强，颜色的观察结果也明显受到影响。

而天然牙在这样的分类中却拥有特殊的地位，因为天然牙的显色结构兼具物体色和光源色两种属性，所以在自然界中属于极为罕见的一种显色结构。

表2-2-1 根据颜色的显色状态的分类（物理学分类）（本表引自参考文献1、2）

光源色		太阳、火、电灯、荧光灯、霓虹灯，其他的发光体（荧光、磷光等）所发出的光
物体色	表面色	不透明物体表面反射所产生的颜色（一般所说的颜色）
	透过色	通过透明物体所见到的颜色（颜色玻璃、酒等）
	其他	光的分光（Spectral），因干涉、衍射所能见到的光（彩虹、桃金吉丁虫、肥皂泡、珍珠等）

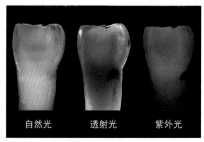

| 自然光 | 透射光 | 紫外光 |

图2-2-1 受到不同的光的作用，牙齿会产生各种各样的色彩。必须在理解天然牙结构的基础上，在适宜之处赋予光学特性。另外，只要有效地把光学特性融入修复体中，可以增加色调表现的多样性，可应对的临床病例范围也会更广。

2. 影响天然牙显色的因素

天然牙由透明层、半透明层和不透明层所构成，属于非常复杂的颜色结构。各层因牙齿结构的不同而展现出不同的色调以及光学特性。另外，天然牙的色调会随着时间而发生变化，同样，其显色状态也会发生变化。此处会解说天然牙色调的影响因素（**图2-2-2**）及其应用。

①牙釉质和牙本质的不透明度

②荧光性

③牙釉质的透光性和乳光效果

④牙釉质的色调

⑤表面光泽度

……

图2-2-2　天然牙色调的影响因素。

荧光性

作为一种确认天然牙荧光性的手段，在紫外光灯下可以看到天然牙所发出的蓝白色光。尤其天然牙的牙本质层会发光，在切缘结节处也可见同样的反应（**图2-2-3**）。

但实际上相对像紫外光灯这样的特殊环境，反而是太阳光和其他光源所发出的紫外光对天然牙颜色产生更加明显的影响。在这里，笔者会总结出荧光性所拥有的一些性质。首先，荧光性指的是把紫外光转换为可见光的性质（光致发光，Photoluminescence），并且与不含荧光性的一般颜色相比能够发出更强的可见光，与反射光合为一体，映照出鲜明的颜色[3-4]。另外，与一般颜色相比，荧光色的能见距离更大，与一般颜色之间的能见距离差可达到两倍以上[5-6]。含有荧光性的物体可以改变被吸收光的能量波长（包括紫外光在内），并将其与反射光一并反射出去，展现出更高的明度和彩度[7]。举一个极端的例子，含有很多荧光成分的衣服和物体会分外引人注目就是这样

的背景与机制所产生的现象。不仅如此，当利用太阳光的紫外线或者短波光来显色时，物体的荧光性越强，则在含有紫外线的太阳光下显得更白和更朦胧，物体的透明度也会受到影响。举个例子，天然的钻石虽然拥有荧光性，但荧光性强的钻石会因为透明度下降而导致商品价值下降[8]。室内环境的光源一般为荧光灯和LED灯，而大多数LED灯会拥有防止紫外光产生的结构。

从以上的性质可知，荧光性是对物体的显色有很大影响的光学特性，在天然牙上当然也会有大影响。虽然在重现天然牙色调的修复体制作过程中，有必要在本来天然牙的适当位置上赋予适当的荧光性而分层堆塑瓷粉，但也应该考虑到在牙冠修复材料中，同样越是不透明度高的材料含有越强的荧光性（**图2-2-4**）。天然牙会因为光源种类的不同，在不经意间发生细微的色调变化，但荧光性毫无疑问担当着赋予牙冠修复体生命感的重要角色。

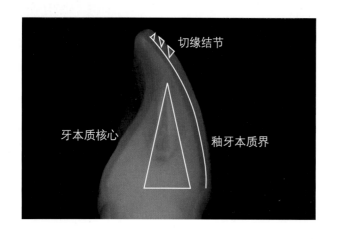

图2-2-3　天然牙结构中常见的发光部位。牙本质核心部分和切缘结节可见发光。

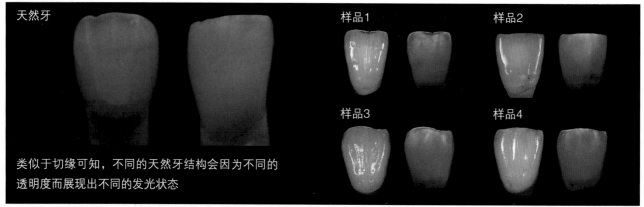

图2-2-4　模仿天然牙发光所制作的样品。天然牙的不规则发光部位得到了重现。

不透明性与荧光性的关系

在天然牙显色的影响因素中，牙本质的不透明度对天然牙显色产生最大影响，与牙齿的明度有密切关系。正如前述，荧光性能提高明度，所以它会以辅助牙本质不透明性的形式来提高显色。

在紫外光灯下观察离体牙可以看到，天然牙的显色存在着一个规则：随着不透明层的不透明度变高，释放出的荧光也会更强（**图2-2-5**）。在片切成厚度为0.4mm的离体牙薄片上，可以看到带有荧光性的不透明层会更强而有力地发光（**图2-2-6**）。牙齿上看到光源色实际上是由牙釉质内部的不透明层所发出的（**图2-2-7**）。所以，为了重现出与天然牙相近似的显色结构，必须以天然牙色为标准，适度地进行不透明度控制（Opacity Control）和荧光性控制（Fluor Control）。

图2-2-5　不透明层与荧光性的关系。越是不透明的部位
其荧光性则越强。

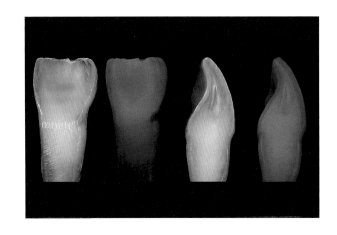

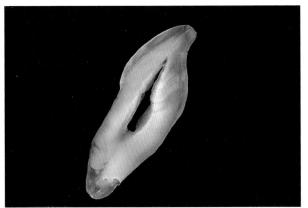

图2-2-6　片切成厚度为0.4mm薄片的离体牙，即使厚度
薄至0.4mm，只要注目于不透明层，则可以看到不透明层
的显色非常强。

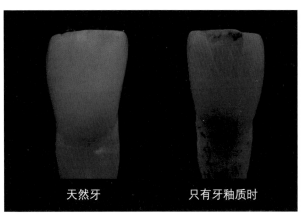

天然牙　　　　　　只有牙釉质时

图2-2-7　右侧为切削掉牙本质，只剩牙釉质的状态。可
见牙釉质的荧光性非常的弱。

　　近年来，使用二硅酸锂和氧化锆全锆修复体日益增多，外部染色之后使用含有荧光性的釉膏进行涂层的手法也相当常见。使用氧化锆全锆修复体时必须更加小心留意。高强度的传统氧化锆非常不透明，除去高透光性氧化锆，其他氧化锆的显色主要依靠其不透明度。虽然存在一部分的氧化锆产品含有荧光性，基本上可以认为氧化锆自身拥有的不透明度已经可以充分地显色。若选择不透明度过高的氧化锆作为全锆修复体材料，色彩重现会变得非常困难。这是因为氧化锆自身的不透明度会有很高的光反射性，通过外部染色获得的颜色效果会被减弱（参考第2章第5节）。

天然牙的增龄性变化

接下来要讨论的是年龄增长所带来的牙齿色调变化。

大家是否有这样的印象：年轻人的口部比较明亮而健康，牙齿的颜色和形态等视觉形象会明确地残留在观察者的脑海里；而老年人的口部则比较暗淡，牙齿很难留下印象。当然，天然牙会因为年龄增长以及个人习惯发生着色、变色、牙髓失活、磨耗等变化。年龄增长所引起的天然牙色调变化的规律是，牙釉质和牙本质的透明度增加，在全体明度下降的基础上彩度出现增高。

那么，牙齿的光学特性会发生怎样的增龄性变化呢？笔者想探究出其中的变化规律。为此，笔者在离体牙中选择了年轻人、中年人以及老年人的典型牙齿，观察每颗牙齿的颜色（物体色和光源色）来得出增龄所带来的牙齿的光学色调变化规律。观察结果是，即使每颗牙齿的结构都相互不同，但通过其透射光可知，增龄导致的牙齿透明度上升常常让光线变得更加清晰。另外，如果观察切缘部分的乳光效果变化以及紫外光灯下的荧光性，可见这些光学特性会随着增龄而有所减退。

通过本次观察可知，天然牙的增龄现象也会影响到光学色调，随着牙本质的不透明度下降，其荧光性也减弱，不透明度和荧光性之间的相关关系得到了证明（**图2-2-8**）。把这些光学变化的规律应用到修复体的色调表现上，可以更加合理地控制修复体的显色效果。

表面光泽度（Luster Control）

下面探讨表面光泽度为显色所带来的影响。物体表面的光泽度会改变光的反射率以及角度，光泽度越高则越接近镜面反射的角度来反射光，光泽度越低则会出现光的扩散反射（漫反射）。这与镜面研磨后的玻璃以及磨砂玻璃一同联想会比较容易理解。这些特性的差异非常明显，增加表面的扩散反射可以让透明感变得浑浊，让人产生好像不透明感增加了一样的质地感知，从而产生整体明亮度增加的感觉（**图2-2-9**）。这样的现象也可以应用在利用光的扩散反射的牙齿漂白上。在临床上，必须让修复体表面的光泽度与参考牙的光泽度之间相互协调，这是因为表面的光泽度会对光的反射产生影响。在如同天然牙般地分层堆塑瓷粉时，牙釉质的表层如果朦胧暗淡，结果连色调都会受到影响。只要理解了这样的规律，通过调节陶瓷表面的光泽度来同时控制显色和色调也不失为一种方法。

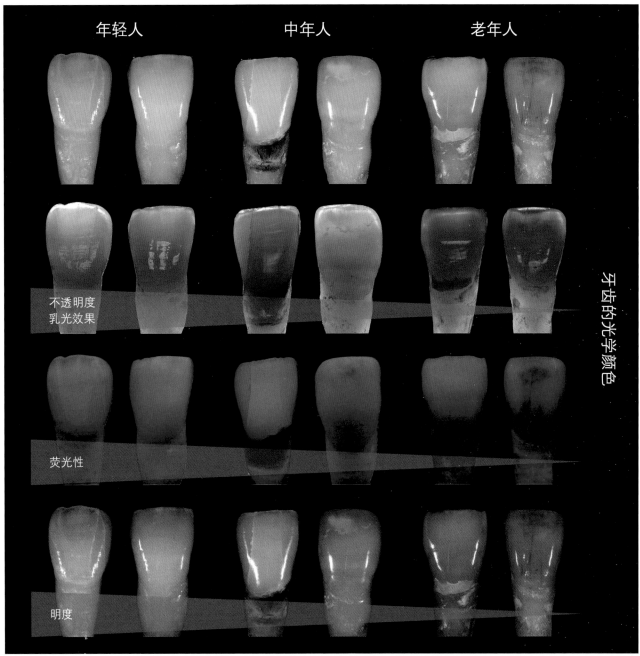

年轻人　　　　　中年人　　　　　老年人

不透明度
乳光效果

荧光性

明度

牙齿的光学颜色

图2-2-8　增龄所带来的牙齿显色变化规律。牙齿的结构当然存在着差异，但在透射光下牙齿因增龄而透明化，牙本质层也变成了琥珀色。另外，荧光性、乳光效果等光学特性也会因增龄而有所减退。

图2-2-9a、b　表面光泽度和色调的观察。使用高透光性的陶瓷，用釉膏最终完成后的0.6mm贴面实验片。a进行了研磨抛光，而b是上釉后使用硅橡胶抛光轮PB（松风）在临床允许范围内将光泽的部分去除。观察两个实验片，可以发现与a相比，b有轻微的明亮度增加。

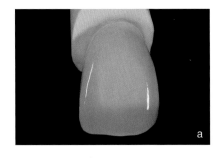

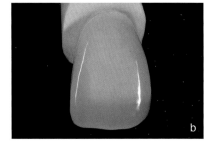

3. 天然牙与修复材料的差异

接下来探讨的是以天然牙的光学特性为基础的各种牙冠修复材料的临床应用。首先，现在的美学修复的基础——全瓷修复，其最大的优点是拥有适度的透光性以及反映基牙颜色的特性，让更具自然美感的美学修复成为可能。另外，包括氧化锆的各种精细陶瓷材料以及以二硅酸锂为主要成分的铸瓷得到了广泛应用。为了搞清楚如何能够把这些材料的特性在色彩重现过程中反映出来，笔者尝试做了几个实验。在这里，使用经过基牙预备的离体牙，用各种透光性不同的陶瓷材料进行覆盖，然后验证天然牙的光学特性究竟能够在何种程度上被修复体所反映出来（**图2-2-10**、**图2-2-11**）。

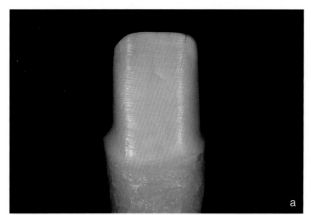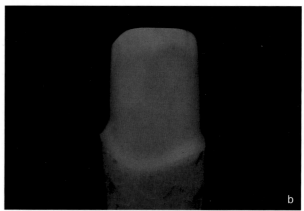

图2-2-10a、b　实验中使用了基牙预备后的离体牙。预备后的基牙可见强烈的荧光显色。

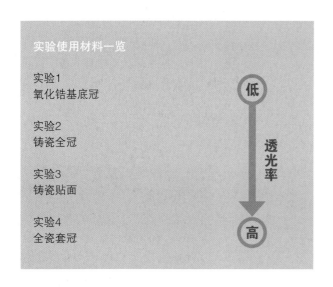

实验使用材料一览

实验1
氧化锆基底冠

实验2
铸瓷全冠

实验3
铸瓷贴面

实验4
全瓷套冠

低

透光率

高

图2-2-11　实验中使用到的材料。

实验1：氧化锆基底冠覆盖基牙的情况

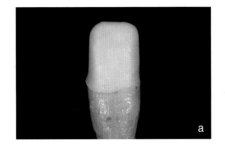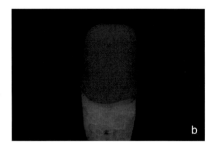

图2-2-12a、b　戴上厚度为0.2mm的氧化锆基底冠。天然牙的光源色受到了遮挡。

调整氧化锆基底冠的厚度至0.2mm，以提高其透光性并戴在基牙上，然后观察天然牙色调（光源色）的变化。在这里使用的是没有荧光性的氧化锆。虽然让基底冠变薄提高透光性以期待基牙的光源色能够被反映出来，但天然牙的显色却受到了遮挡（图2-2-12）。

实验2：铸瓷全冠（IPS e.max Press）覆盖基牙的情况

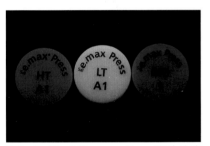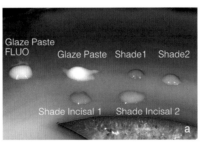

图2-2-13　IPS e.max Press瓷块的荧光性。不同的瓷块其荧光性也不同。

图2-2-14a、b　IPS e.max Ceram的修色剂和釉膏，有些具有荧光性，有些则不具有荧光性。

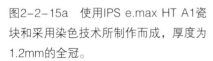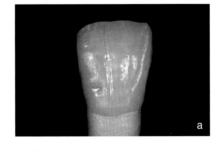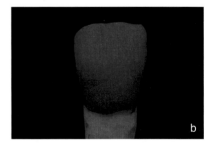

图2-2-15a　使用IPS e.max HT A1瓷块和采用染色技术所制作而成，厚度为1.2mm的全冠。

图2-2-15b　和氧化锆一样，天然牙的显色受到了遮挡。

使用透光性高的IPS e.max Press HT瓷块，采用染色技术制作了1.2mm厚的全冠。可以确认到HT瓷块拥有的微弱荧光性（图2-2-13）和染色材料所具有的荧光特性（图2-2-14），但与氧化锆一样，天然牙的显色受到了遮挡（图2-2-15）。

实验3：铸瓷贴面（IPS e.max Press）覆盖基牙的情况

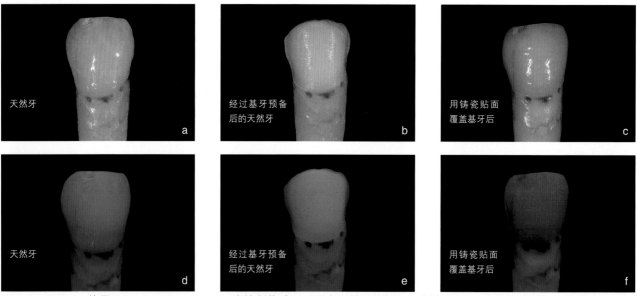

图2-2-16a~f 使用IPS e.max Press HT A1瓷块制作贴面，配合天然牙的颜色，合计进行了3次染色处理，一定程度上达到了色彩重现的效果。可以看出被铸瓷贴面覆盖后荧光性有轻度的下降。

在实验3中，为了和实验2一样在最大限度上提高IPS e.max Press HT的透光性，把贴面厚度调整至0.2~0.4mm后覆盖在基牙上，并施加染色处理。然而，天然牙的显色同样受到了遮挡（图2-2-16）。

实验4：全瓷套冠覆盖基牙的情况

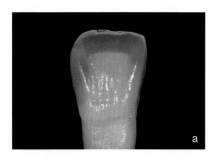
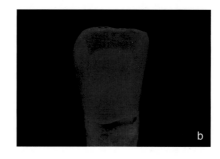

图2-2-17a、b 即使覆盖的是全瓷套冠，基牙的光源色还是受到了遮挡。

使用透明度最高的透明瓷粉，在耐火模型上制作了厚度为1.2mm的全瓷套冠。但在本实验中，即使尽最大可能避免基牙的颜色受到环境的影响，还是无法得到基牙的光源色（图2-2-17）。

追加实验：纤维桩树脂重建牙体后的情况

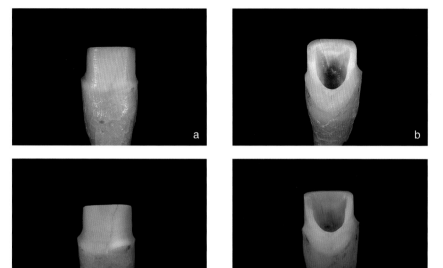

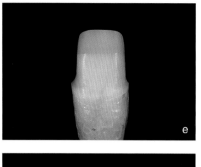

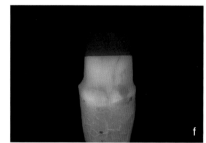

图2-2-18a～d　即使没有了牙髓，荧光性也不会发生变化。

图2-2-18e、f　堆核用树脂材料不具有荧光性，因此全瓷修复时需要重新考虑其显色。

在追加实验中，离体牙根管预备后使用玻璃纤维桩和树脂材料进行桩核修复，模仿根管治疗后的基牙条件。

在紫外光灯下观察其显色，因为堆核用树脂没有荧光性，所以没有显色（**图2-2-18**）。与临床实际情况进行类比的话，剩余牙体组织很少，透明度高的树脂核占据了基牙大部分体积的情况下，则会变成和活髓基牙完全不一样的光学环境。假设在这样的基牙条件下戴上铸瓷全冠之类的透光性高的修复体，从显色的角度来看，这样的修复条件是相当恶劣的。

实验结论

全瓷修复材料所具有的透光性，是一种在基牙条件越好的情况下让修复结果变得越好的特性，但透光性并不能把天然牙自带的颜色信息完整地传达出来。从本实验的结果可知，荧光性（光源色）不能穿越修复材料被反映出来，其原因可能是天然牙的牙釉质和修复材料的物理性质不同，尤其是光的折射率不一样所产生的影响。因此，为了重现天然牙的颜色结构，需要把握好材料特性，充分补足其不透明度和荧光性。

另外，无视基牙的条件而太过于追求高透光性，会让显色的条件变得恶劣，有可能成为明度极端低下的原因。最近的全锆修复体主要追求强度优先，但为了重现出不同层次则有不同特性的天然牙色调，还是应该如天然牙般的多层设计，并分层堆塑瓷粉。

3 使用铸瓷材料时的色调设计

在本节中，介绍支持牙冠美学的另外一个重要条件——色调设计。以IPS e.max Press系统的色彩重现理论为中心，展示其临床应用方法。

作为现代全瓷修复先驱者的铸瓷修复，因二硅酸锂为主要成分的玻璃瓷块的面世让高强度和美学效果得以两全，不断受到全世界的临床专家们的喜爱。其双点弯曲强度平均可以达到500MPa（IPS e.max Press: 470MPa、IPS e.max CAD:

530MPa），可以应对各种各样的临床病例，因此来自全世界的需求度越来越高。现在正是氧化锆修复体全盛期来临的前夕，但玻璃陶瓷的高粘接效果，让笔者感觉到氧化锆修复体和玻璃陶瓷修复体两者已经达到了一种"分栖共存"的状态。今后，利用CAD/CAM系统的蜡盘切削以及3D打印机的灵活运用，将会让铸瓷修复的根基变得更加稳固（**图2-3-1**）。

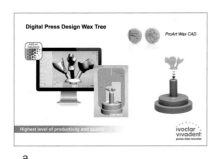

a

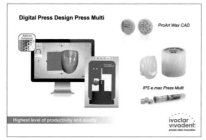

b

图2-3-1a 义获嘉伟瓦登特和3 Shape Dental System共同开发的Digital Press Design。在计算机辅助设计软件上设计好的修复体，从蜡盘中切削出来，变成预先插好铸道的蜡型状态。

图2-3-1b 同样地，在Digital Press Design中设计的IPS e.max Press Multi的专用设计工具（资料提供：义获嘉伟瓦登特）。

本书中回切法和分层堆塑法的定义

笔者想定义一下在本书中出现的一些色彩重现技法的名词。

使用瓷粉的色彩重现技法主要分为回切法和分层堆塑法，关于这两个技法来展开。一般来说，回切法在大部分情况下被定义为"在最终外形上，因表及里地推导出基底的设计以及瓷粉堆塑工作中的牙本质结构的一种设计法"。但是在本书中，回切法被定义为"对基底部分施加目的明确的瓷粉堆塑的一种手法"。

在这个定义中，回切法和分层堆塑法之间的明显差异主要在于瓷粉堆塑量的不同。回切法被定义为"尽可能地减少瓷粉堆塑量，毫无改动地利用基底材料所具有的色调、不透明度和强度等性质，以牙本质结构和最终外形为基础开始色调设计的一种技法"。与之相对，分层堆塑法则被定义为"从牙齿深处的内部结构开始，积极地堆塑瓷粉来实现色彩重现的一种技法"。

另外，不限定在回切法和分层堆塑法，当提到使用瓷粉的色彩重现技法时，则会使用"堆瓷法"这个名词。

1. IPS e.max Press系统的临床应用

先要介绍的是使用IPS e.max Press系统的色彩重现。现在临床应用中的铸瓷材料，大多数是使用染色法制作的全锆修复体。虽然紧紧地抓住了修复材料的进化和时代的潮流，但实际上在美学重现要求越来越高的修复中，这种材料并不能适用于所有的临床情况（**表2-3-1**）。在这里想要重新整理得出遵循铸瓷材料特征的临床应用范围。

表2-3-1　IPS e.max Press和氧化锆的临床应用范围。太过于重视便利性和生产性，必然会在临床选择上出现偏倚，因此应该选择适当的材料并使用在适当的地方

	IPS e.max Press	氧化锆
临床应用范围	·贴面等依靠粘接固位的病例 ·后牙区的牙冠修复（嵌体、高嵌体、全冠、咬合面贴面） ·从单冠到三单位固定桥（最后的基牙为第二前磨牙） ·不影响色彩重现效果的轻度基牙变色 ·种植体上部的单冠	·考虑强度优先的病例 ·从单冠到全颌固定桥 ·参考牙的色调与基牙之间差异较大，需要遮蔽的病例（包括金属桩核） ·种植体上部结构 ·修复体厚度受限制等需要利用氧化锆不透明度的特殊病例

接下来将阐述染色法和堆瓷法（回切法和分层堆塑法）的应用范围。不管是IPS e.max Press还是氧化锆，在选择材料之后，材料的使用方法在很大程度上决定了应该选择什么样的技法（**表2-3-2**）。

表2-3-2　色彩重现技法的选择。为了最大限度地激发出所选材料的潜能，必须正确地选择色彩重现技法。错误地选择，即使本意是为了灵活运用材料特性，也很可能最终带来完全相反的修复结果

	染色法	堆瓷法
色彩重现技法的选择	·强度优先的病例 ·涉及对侧同名牙的偶数颗牙齿修复 ·色彩重现要求不高的病例 ·无法得到充足的瓷粉堆塑空间的病例 ·参考牙的色调比较单调且层次感比较弱 ·表面特征显著的牙齿、四环素牙等的特殊色彩重现	·对美学效果要求较高的病例 ·前牙单冠修复等美学重现要求较高的病例 ·不包括对侧同名牙的奇数颗牙齿修复 ·在切缘区域的内部结构明显的病例 ·染色法无法做到的需要重现出明度较高的牙颈部病例 ·需要重现出较高透明感的病例

染色法的参考病例 I

这是一个上颌两侧中切牙行全瓷修复的病例。基牙属于活髓牙，牙颈部和切缘的修复空间只有不足1mm，确认基牙颜色与参考牙之间不存在色差。另外，可见对颌牙存在拥挤，需要充分

考虑修复体的强度，但因为是双侧同时修复，所以尝试了使用IPS e.max Press的染色法制作修复体（**图2-3-2**）。

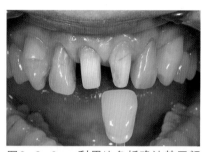

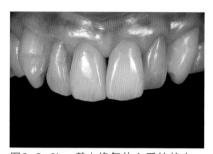

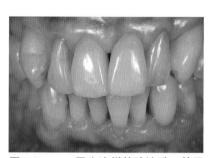

图2-3-2a　利用比色板确认基牙颜色。与周围的参考牙进行比较之后可知基牙没有变色和色差，判断铸瓷材料也可以达到令人满意的色彩重现效果。

图2-3-2b　戴上修复体之后的状态。牙根很细，邻接区的明亮度明显减弱，因此为了防止光线在该部位过度穿透，使用LT A1瓷块来避免明度下降。

图2-3-2c　因为这样的𬌗关系，前牙修复中常常需要保证修复体切缘有充足的强度。即使是在美学区域，只要能灵活运用现在的修复材料，就算使用的是染色法也可以获得让人满意的修复结果［主治医生：饭田正人（饭田齿科医院）］。

染色法的参考病例 II

这是一个上颌4颗前牙的全瓷修复病例。基牙环境问题主要是牙齿变色和金属桩核，但有充足的修复空间，因此判断铸瓷也足以遮蔽基牙颜色。也因为这是4颗前牙的连续修复，所以选择了

IPS e.max Press的染色法（**图2-3-3**）。

现在的全瓷修复材料展现出多样化的结果，选择适当的材料和适当的色彩重现技术可以让获得牙冠美学的过程变得更加容易。

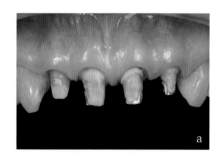

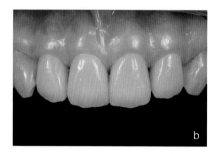

图2-3-3a　确认基牙环境问题。虽然基牙变色的部分和金属桩核相互混在，但金属桩核的范围比较小，因此考虑用染色法来应对基牙环境问题。在牙颈部的牙冠厚度有1.5mm。

图2-3-3b　使用LT A1瓷块制作修复体，因为有充足的厚度，所以没有受到基牙颜色的影响。使用染色法时，如果增加牙冠的厚度，不透明度也会自发地变高，因此基牙环境的可应对范围也会变得更广［主治医生：洼田努（洼田齿科）］。

铸瓷修复的盲点

接下来将阐述进行铸瓷修复时的一些盲点。在使用铸瓷的过程中，使用者经常会遇到的问题是：

①瓷块选择；

②明度控制；

③基底设计。

这些都是与色彩重现息息相关的因素。铸瓷自身作为一种高端修复材料，很难定位其应用范围。尤其在瓷块的选择上，需要从IPS e.max Press传统的72种瓷块中进行挑选，而在瓷块选择上直到现在还仍然没有明确的临床标准，让很多使用者感到烦恼。

另外，在明度控制上，要是使用了错误的方法，其高透光性会反过来成为一个不利因素。**图2-3-4a**就是一个典型的失败病例，可以看出与参考牙相比，修复体出现了大幅度的明度下降。笔者也曾在对材料特性理解不足的时期有过这样的失败经验。

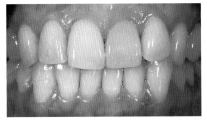

图2-3-4a 这个病例是上颌左侧中切牙经过IPS e.max Press修复后的口内情况。与参考牙相比，色调明显不同，明度出现大幅度的下降。患者因为美观不良而期望再次治疗。这样的修复结果可以怀疑基牙是否出现了变色。

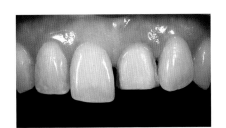

图2-3-4b 去除修复体之后的状态。基牙却未见变色，也存在充足的修复空间。修复环境未见有明显问题。

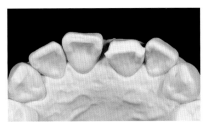

图2-3-4c 从切缘侧观察，确认基牙的位置即可发现，与对侧相比基牙存在舌侧扭转，追求左右对称性时会在切缘处产生约2.5mm的距离。

在进行铸瓷修复之前，对基牙环境的考量必须比氧化锆修复时更加细心留意。尤其是使用透光性高的瓷块时更要慎重地对基牙进行观察。不仅仅是基牙的变色，经过树脂堆核后的无变色基牙也同样需要慎重的观察。但是，正如**图2-3-4b**中那样的色调上完全没有问题的活髓基牙，为何也会产生这样的问题？通过这个病例得出可能的原因是：

①瓷块选择错误；

②过度染色；

③基底设计错误；

④色调选择错误；

⑤色调传达错误（比色错误）。

每个原因都可以说是对材料特性的理解不足以及技术上的人为错误。另外，对于③基底设计错误，像**图2-3-4c**那样的光线衰减量过多的病例，考虑色彩重现的基底设计时需要特别小心留意。

在铸瓷修复时，有时候就会有像这样的完全意想不到的修复问题。失败中一定会存在着某种原因，每逢失败都必须对原因追究到底。下一节中，会详细介绍引领铸瓷修复通往成功之路的重要因素。

2. IPS e.max Press瓷块选择

先来解说一下IPS e.max Press瓷块选择的相关知识。IPS e.max Press瓷块构成包括：透明度分为5个等级的瓷块（HT×20、MT×7、LT×20、MO×5、HO×3）、Impulse Opal瓷块（Opal×2）、Multi瓷块（Multi×10）以及追加的5个新颜色瓷块（MT A3.5、B2、C1、C2、D2），合计72种瓷块（**图2-3-5**）。要从这72种中挑选出合适的瓷块，其选择方法会根据病例不同而有所区别。接下来，会阐述一下笔者在临床上的一些见解。

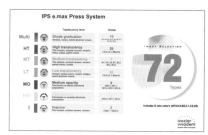

图2-3-5 IPS e.max Press瓷块有72种（资料提供：义获嘉伟瓦登特）。

以天然牙结构为标准的瓷块选择的基本概念

瓷块的选择标准包括以下4个方面（**图2-3-6**）：

①参考牙的色调；

②基牙色调与基牙环境；

③修复体的厚度；

④基底设计。

在①参考牙的色调方面，虽然要根据不同的修复形式以厂家推荐的瓷块对应表作为参考标准，但参考牙的明度和透明度、色相和彩度也要包含在临床评估以内。修复体的形式与③修复体的厚度也有关，但必须要把握好在天然牙结构的哪一层开始进行色彩重现这一问题。把各种瓷块

的色调特性与天然牙结构（透明层、半透明层、不透明层）来进行匹配，可以得出如**图2-3-7**的分类。此时，天然牙的分层结构也会成为一个标准，因此必须充分理解牙釉质和牙本质的结构（**图2-3-8**）。

图2-3-7是一般情况下瓷块选择时的基本概念。在几乎不需要考虑基牙颜色，没有极高的色彩重现要求，仅需要重现出和比色板一样颜色的情况下，用这个基本概念来选择瓷块已经足够有效。

但在需要遮蔽基牙颜色的情况下，应该以这个基本概念为标准来进行更深入的探究。

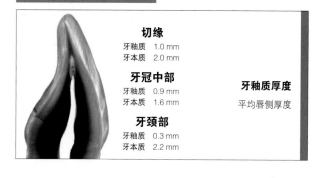

图2-3-6 铸瓷瓷块的选择标准。无论哪个都是影响色彩重现结果的重要因素。

①参考牙的色调
②基牙色调与基牙环境
③修复体的厚度
④基底设计

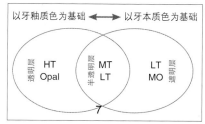

图2-3-7 以天然牙结构为标准的选择法。瓷块的色调特性要适配天然牙的结构。

切缘	
牙釉质	1.0 mm
牙本质	2.0 mm
牙冠中部	
牙釉质	0.9 mm
牙本质	1.6 mm
牙颈部	
牙釉质	0.3 mm
牙本质	2.2 mm

牙釉质厚度
平均唇侧厚度

图2-3-8 上颌中切牙唇侧的牙釉质和牙本质的平均厚度。切缘和牙颈部进行相互比较时，可见牙釉质的厚度有着明显的差异。在制作前牙修复体时，必须测量修复体的厚度，确切地把握好需要从哪一层开始色彩重现这一问题，之后再去选择瓷块（引自参考文献1）。

考虑色彩重现效果的瓷块选择法

接下来，介绍一下在色彩重现要求更高的病例中如何选择瓷块。以第1章第3节中介绍的美学修复材料的选择标准为基础进行介绍。

如果把每个选择标准都分别归类于色彩重现效果和强度两个方面，则可得出如**图2-3-9**的分类关系。两方面重合的部分则是对两方面均产生影响的因素。在前牙美学修复中，需要同时考虑美学和强度两个方面来进行修复的情况非常之多。因此，此方法会先排除仅考虑色彩重现效果的⑥~⑧，然后简单地总结出可选的方法。另外，正如前述（**表2-3-1**），①修复部位和②修复体数量与色彩重现技法的选择密切相关，因此将其从瓷块选择的影响因素中去除。

图2-3-9 色彩重现效果和强度的考量点差异。在前牙美学修复中，对于色彩重现效果和强度的考虑其实是相辅相成的。假设，在必须优先考虑强度的病例中使用了铸瓷修复，即使色彩重现的效果得以满足，强度方面的问题也不可忽视。另外，在前牙美学修复中，对强度方面的④和⑤的考量也会影响到色彩重现的效果。因此，需要同时考量美学和强度两个方面来进行修复的情况非常之多。

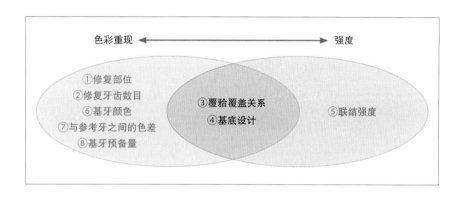

对于色彩重现效果和强度的考量点，在**表2-3-3**中进行了定义。从这开始一步步地探寻利用瓷块来恢复前牙美学的可能性（**图2-3-10~图2-3-12**）。另外，色彩重现技法也分为染色法、回切法、分层堆塑法三种，为了避免复杂化，每种技法均不对参考牙进行色调设定。在使用IPS e.max Press难以获得满意结果的条件下，氧化锆也作为一个可行方案加入备选当中。

表2-3-3a、b 铸瓷修复时瓷块选择的条件设定。无论哪一个都是影响冠修复体的色彩重现效果的重要因素

a：

	显色条件较好的基牙	显色条件较差的基牙	需要遮蔽的基牙
基牙环境	·与参考牙的色调差较少的基牙 ·活髓牙或者剩余牙量较多的树脂核基牙 ·修复面积小的金合金桩核基牙 ·氧化锆基台	·剩余牙量较少的树脂核基牙 ·树脂核透明度较高的基牙 ·与参考牙之间的色调差在2个色号以内的基牙	·与参考牙的色调差较大的基牙 ·可见重度变色的基牙 ·金属桩核

b：

	显色条件较好的基牙	显色条件较差的基牙	需要遮蔽的基牙
修复体的厚度	1.5mm以上	1.0~1.5mm	不足1.0mm

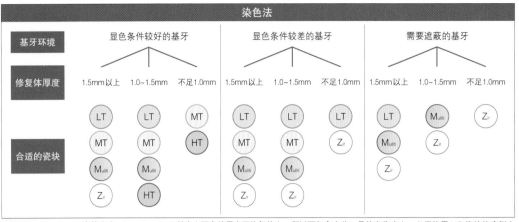

图2-3-10　使用染色法时考虑色彩重现效果的瓷块选择标准。根据基牙环境和修复体厚度不同，可选择的瓷块也会发生变化。与LT瓷块相比，Multi瓷块的牙本质色的不透明度更高，因此可应对的病例范围也更广。

*在IPS e.max Press瓷块当中，Impulse Opal基本上不会使用在冠修复体上，所以不包含在此。另外在临床上，必须使用HO瓷块的病例中会更加优先选择氧化锆，因此HO瓷块也不包含在备选中。

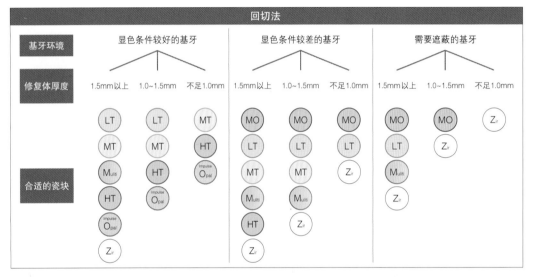

图2-3-11　使用回切法时考虑色彩重现效果的瓷块选择标准。合并使用IPS e.max Ceram让不透明度的调整幅度更广，可应对的病例范围也有更充足的发展潜力。回切法的各种基底设计的选择标准会在后续中讲述。

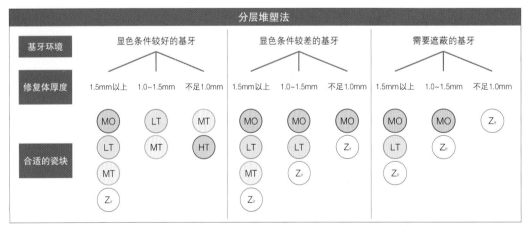

图2-3-12　使用分层堆塑法时考虑色彩重现效果的瓷块选择标准。如果能够确保堆塑瓷粉的空间，即使基牙环境较差也可以用IPS e.max Press来应对。

　　观察上面的瓷块对应图发现，可选择的瓷块数量其实很多。

　　另外，在牙列抱有一些功能上的问题而需要强调切缘的强度，并且染色法无法达成色彩重现的情况下，可以采用回切法中把基底一直保留到切缘的唇面回切设计。回切法中的唇面回切设计将会在后面详细介绍。

3. 基牙环境的影响

接下来，介绍影响铸瓷全冠修复的基牙环境。一般来说，全瓷修复会明显受到基牙环境的影响，必须通过制作模拟基牙等方式来降低影响，制作全冠修复体时要保持对基牙颜色关注。尤其在使用比氧化锆具有更高透光性的铸瓷材料进行修复时，需要对基牙环境进行更深一层的考量。**图2-3-13**列举了基牙的一些考量点。

另外在临床上，需要在如**图2-3-14**那样的各种各样的基牙条件下进行牙冠修复体制作。在这当中，下行（G~I）的变色基牙和安装了金属桩核这样的基牙条件，毫无疑问需要把不透明度较高的修复材料作为第一选择。反过来，在看起来

基牙条件均比较良好的上行（A~F），只要严密仔细地进行观察就可以知道，这些基牙的显色条件各有各的不同。正如第2章第2节介绍的那样，作为影响全冠修复体显色的因素，不透明度和荧光性扮演着非常重要的角色，因此在选择能够让光线穿过全冠直达基牙表面的高透光性材料时，A~F这样的基牙条件也需要多加留意。特别是D、F这样的无髓基牙需要加倍留意，由于基牙的透明度高，无法期待光线的反射，因此和变色基牙一样需要特别小心。其理由是，全冠修复体的入射光如果穿透基牙的话，会引起全冠修复体的明度显著下降。

①变色的程度以及与参考牙之间的色差

②金属核的颜色（银色还是金色）

③剩余牙体组织量

④核桩材料的不透明度

······

图2-3-13　使用高透光性材料的时候对基牙的考量点。

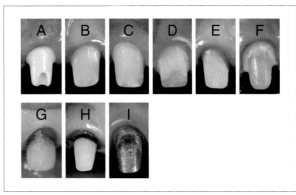

图2-3-14　基牙环境的一例。在选择高透光性材料的时候，必须考虑全冠修复体的显色，确切地判定基牙条件。

在选择高透光性修复材料的情况下，不仅是下行（G~I），在看起来基牙条件均比较良好的上行（A~F）也需要多加留意。特别是D、F这样的无髓基牙需要和变色基牙一样地小心留意。

高透光性全冠修复体的入射光的去向

模仿临床上的基牙条件，以图2-3-15这样存在不透明度极端差异的基牙为例，用不透明牙本质色复合树脂以及牙釉质树脂制作了模拟基牙（图2-3-16）。装上IPS e.max Press LT瓷块（牙颈部厚度1.5mm）制作的全冠修复体，用具有穿透性的光线来照射它们，观察光线穿透修复体的情况（图2-3-17、图2-3-18）。

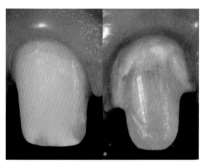

图2-3-15　左侧是活髓基牙，右侧是对无髓牙使用了极高透明度的树脂进行堆核后的基牙。

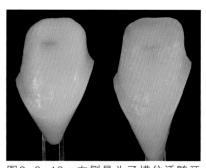

图2-3-16　左侧是为了模仿活髓牙的不透明度而使用不透明牙本质色树脂，右侧是模仿高透明度基牙而使用牙釉质树脂所制作的模拟基牙。

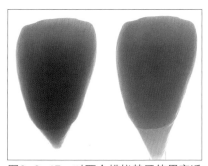

图2-3-17　对两个模拟基牙使用穿透性光线来照射，可见用牙釉质树脂制作而成的高透明度基牙出现明显的光线穿透。

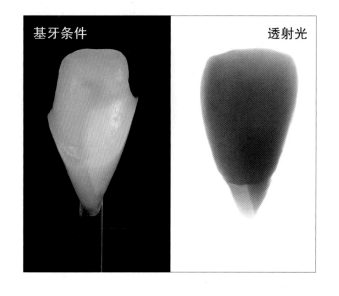

图2-3-18　为了更能反映实际的临床条件，在牙釉质树脂制作而成的模拟基牙的右半侧模拟出了残留一定量牙本质后的状态（左），同样地用穿透性光线照射模拟基牙（右）。结果，残留牙本质的区域让光线受到了遮蔽，得到了充分的光线反射。

铸瓷修复体是在基牙戴上修复体之后，修复体的最终色调才能够得以完成的修复系统。因此，能否小心细致地选择瓷块的色调会明显影响最终的修复结果。本实验也证明了对基牙的不透明度和剩余牙体组织量的考虑是不可缺少的。如果没有在明确基牙显色条件的基础上就盲目地选择瓷块的不透明度的话，会出现全冠修复体戴入后明度显著下降的风险。当然，牙体预备量和修复体厚度也会让全冠修复体的不透明度发生变化，所以这些条件也必须包含在内进行考虑。

在变色基牙上进行铸瓷修复时的技巧

接下来，先介绍一下在变色基牙上进行铸瓷修复时的技巧。正如前述，在使用铸瓷修复变色基牙时，由于修复条件受限，色彩重现常常变得很困难。一般来说，在这种情况下更加倾向于把氧化锆作为第一选择。

是不是对于变色基牙，拥有高透光性的铸瓷修复就是绝无可能呢？那可不一定。在应对变色基牙时最重要的是能够正确地把握住变色的程度以及与参考牙之间的色调差。在这里举一个用铸瓷修复成功应对变色基牙的例子。

这个病例是因牙齿失活变色而来就诊，希望得到美观改善的一位患者（图2-3-19）。只要观察一下基牙环境即可知道，有着非常严重的色调差（图2-3-20）。在这样的病例情况下，恐怕一般人都会对铸瓷修复敬而远之，但还是使用基牙的照片进行了一次模拟，来求证是不是真的不可能。

首先，为了探究基牙变色的程度有多深，会使用数字化模拟技术来展示变色程度（图2-3-21、图2-3-22）。

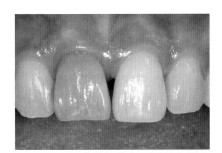

图2-3-19 术前的状态。可见上颌右侧中切牙有较强的变色。

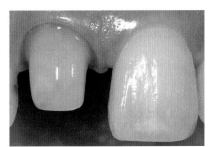

图2-3-20 进行了基牙预备后的状态。剩余牙量较多，但可见两个色号以上的色调差。

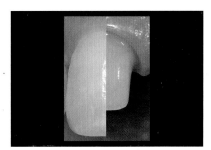

图2-3-21 把对侧的天然牙合成到基牙上，两者的色调差变得更加明显。

图2-3-22 图为探寻基牙变色程度的模拟过程。基牙A、基牙B是原本的基牙照片调低了彩度的情况，基牙C则为调高了彩度的情况。观察结果可知，基牙A的色调与参考牙的色调非常接近。从这次模拟中知道，变色基牙与参考牙的色相是相同的，只是彩度随着牙髓失活而发生大幅度变化才成为这样的状态而已。

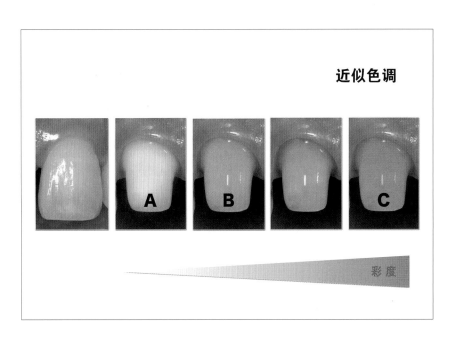

近似色调

彩度

然后，为了研究这个变色基牙的遮蔽方法，使用了不同的不透明度以及彩度的IPS e.max Press的数字化模拟基底来进行模拟遮蔽。

通常情况下，全瓷修复中的变色基牙的遮蔽操作，主要通过牙冠材料的不透明度来遮蔽变色或者使用饰面瓷粉。但是，太过于优先考虑基牙颜色遮蔽而赋予过度的不透明度，会使充足的修复空间也无法完全抑制不透明性，让修复体呈现出不自然的外观。因此，考虑在这样同等色调的变色基牙上使用LT或者MO瓷块，根据变色程度和修复空间之间的平衡来选择瓷块。在本病例中，

最终决定不完全遮蔽基牙颜色，而是适当地利用它来重现出参考牙的颜色，因为牙颈部有1.2mm的充足空间，把基牙和瓷块颜色的相互融合放在最优先，所以选择了LT瓷块（**图2-3-23**）。

接下来轮到LT瓷块的色调处理。分别模拟试戴根据比色板进行色调调整后的A1、A2和A3的LT基底，判断出使用彩度较低的A1基底冠来遮蔽是最适当的（**图2-3-24**）。

图2-3-25～图2-3-28是本病例中的临床处理示图。

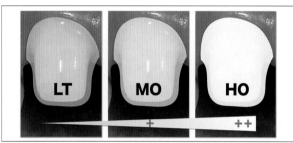

图2-3-23　LT和MO的基底冠是以HO基底的基础白色，配合各自的瓷块特性来调整透明度，然后模拟在基牙上试戴的状态。HO完全遮蔽了基牙颜色，而LT和MO分别成功地遮蔽60%和80%的基牙颜色，本病例中把基牙和瓷块颜色的相互融合放在最优先，所以选择了LT瓷块。

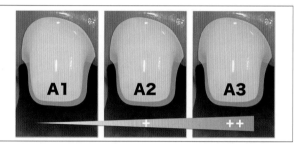

图2-3-24　准备了A1、A2、A3以及彩度不同的LT基底冠，并模拟在基牙上试戴的状态。各自进行比较的话，可以看出基底冠色调不同，变色的遮蔽情况也有所不同。在本病例中，判断彩度较低的A1基底冠用于遮蔽是比较合适的。

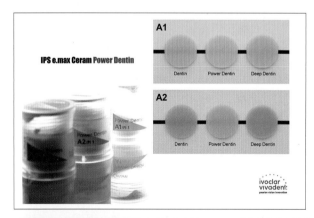

图2-3-25　IPS e.max Press瓷粉的Power Dentin的色调特性。Power Dentin与Deep Dentin有着同等的不透明度。观察试验片可知，Power Dentin与Dentin、Deep Dentin相比，其彩度被设计得更低一些。在本病例中，考虑从基牙上反映出来的色调，选择了彩度较低的Power Dentin（资料提供：义获嘉伟瓦登特）。

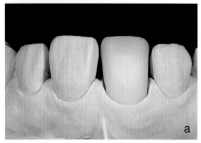
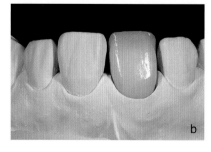

图2-3-26a、b　设计好的A1基底冠。考虑到骀关系以及参考牙的色调，采用了唇面回切设计。从这个阶段开始施加基础染色，通过Power Dentin A3来进行不透明度控制。最终的目标色调为A3.5。

图2-3-27a~d 使用IPS e.max Press瓷粉的堆瓷地图。堆瓷的工序包括：
①基础染色（a）；
②不透明度控制（b）；
③一次堆瓷：内部特征化（c）；
④二次堆瓷：牙釉质表层（d）。
以上4个工序。必要时用内部染色来修正色调。

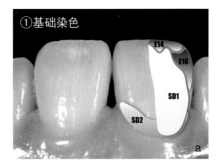

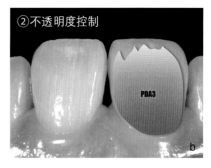

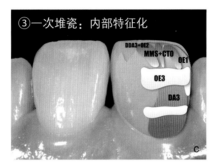

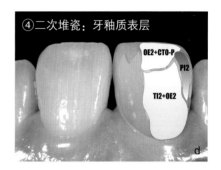

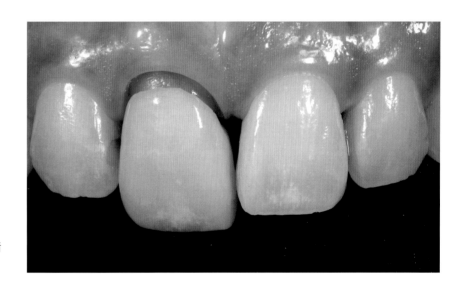

图2-3-28a 最终修复体的戴入。请注意与变色基牙之间的色差。

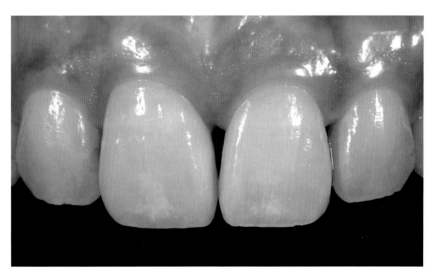

图2-3-28b 遮蔽基牙颜色，与参考牙之间非常协调。
如此使用IPS e.max Press来应对变色牙齿也不是完全不可能。当然，必须要明确包括基牙环境在内的各种条件，只要熟悉材料特性，铸瓷材料可能性和应用范围都会变得更广［主治医生：洼田 努（洼田齿科）］。

4. IPS e.max Press的明度控制

在这里想介绍一下在铸瓷色彩重现过程中最重要的工作——明度控制的方法。尤其是染色法，被选择瓷块的不透明度已经大致地决定了其明度，但使用堆瓷法时（回切法/分层堆塑法）则需要把明度重现的概念从一而终地贯彻到底。

染色法的明度控制

在铸瓷的染色操作中，最应该小心留意的是明度下降问题。染色法引起明度下降的主要原因是瓷块的选择以及过度染色等，笔者想从显色的角度来解说一下其背后的机制。

染色法主要选择的IPS e.max Press瓷块包括：HT（High Translucency）、MT（Medium Transparency）、LT（Low Translucency）以及Multi瓷块。特别是在这里，说明一下除了Multi瓷块以外的所有单层瓷块的特性。虽然此前已经介绍了染色法的瓷块选择标准，但还是有必要首先考虑修复体的厚度，决定从牙本质层还是从牙釉质层开始恢复色调，以天然牙的结构为标准来把握色彩重现的部位（图2-3-29）。但是，想要通过单层瓷块来完美重现出像天然牙那样的三维堆积结构，在物理学上是不可能的，所以为了获得更加良好的修复结果必须重视明度的重现。

在本节，介绍一下影响明度控制的染色材料的特性。在紫外光灯下确认IPS e.max Press的染色材料的特性，可以发现各种材料的显色均不一样（图2-3-30）。在牙颈部使用的暖色系染色材料不含有荧光性，而在切缘使用冷色系染色材料则含有荧光性。与天然牙相比较的话，这是与天然牙完全相反的一种设计（图2-3-31）。但是，正如第2章第2节所讲述的，天然牙随着增长其显色下降是必然出现的现象，所以通过暖色系染色材料来赋予的彩度自然也需要降低其显色效果。另外，当使用全锆氧化锆的时候，在不透明的氧化锆上进行染色可以让这个特性变得更好。

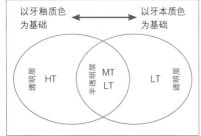

图2-3-29　在染色法中以天然牙结构为标准的瓷块对应。HT、MT瓷块以牙釉质色为基础构成色调，LT瓷块则是以牙本质色为基础构成色调。

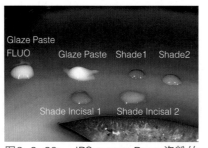

图2-3-30a　IPS e.max Press瓷粉的染色材料。上段左起为Glaze Paste FLUO、Glaze Paste、SD 2、SD 1。下段左起为SI 1和SI 2。

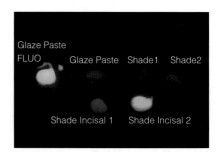

图2-3-30b　紫外光灯下的染色材料的显色状态。

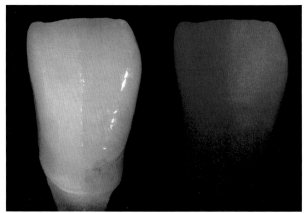
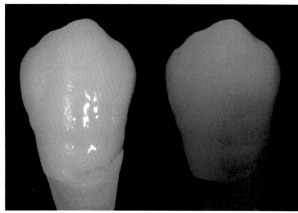

图2-3-31a　在HT BL 4瓷块的右半侧进行了染色的状态。可见牙颈部和切缘的显色状态和天然牙完全相反。

图2-3-31b　同样地，在LT BL 4瓷块的右半侧进行了染色的状态，显色状态也同样发生了减弱。

从上面的观察结果可以得出，染色操作会让显色发生明显减弱，因此必须以这个现象为前提来进行瓷块的选择。

图2-3-32把HT瓷块和LT瓷块相互作为对照，观察了其荧光特性。以牙本质色为基础的LT瓷块具有强荧光性，而牙釉质色为基础的HT瓷块则除了BL色以外只含有微弱的荧光性。根据不同

的色调来进行比较的话，可以发现明度高的瓷块含有更强的荧光性，而显色性也会更高。因此，在染色法的瓷块色调选择上，要对明度下降有所准备，常常需要选择比参考牙明亮1～2个色号的瓷块。另外，如果是使用染色材料较多的色彩重现病例的话，从更加明亮的瓷块开始染色会比较有效果。

图2-3-32a　不同色调的LT瓷块可见的显色差异。按照明度高低的顺序，荧光性的含有量也不同。

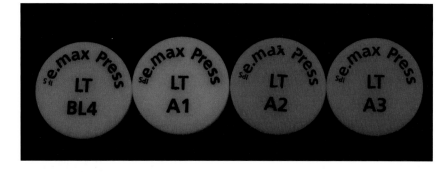

图2-3-32b　不同色调的HT瓷块可见的显色差异。在HT瓷块当中，BL瓷块有着很强的荧光性。

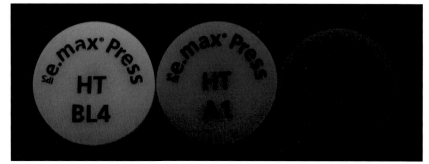

回切法的明度控制

接下来，介绍一下回切法的明度控制。通常情况下的堆瓷法（回切法/分层堆塑法），基本上是在LT瓷块和MO瓷块上进行堆瓷工作，两者会根据基牙颜色以及修复空间来区别使用。但是，如果在显色环境不是那么差的条件下，考虑到戴入后的颜色融合，优先选择的是LT瓷块。

在使用LT瓷块的回切法的明度控制中，重要的因素包括：

①瓷块的色调选择；

②基底设计；

③牙本质色瓷粉的选择（Dentin、Deep Dentin、Power Dentin）；

④水门汀颜色的选择。

上面的每个因素（**图2-3-33**）都会用一个病例来进行解说。

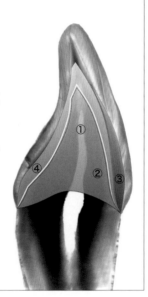

明度匹配概念

①瓷块的色调选择——选择更高亮度的瓷块

②基底设计——基底厚度控制（牙颈部区域至少0.6mm）

③牙本质色瓷粉的选择——明度控制（Dentin、Deep Dentin、Power Dentin）

④水门汀颜色——选择反射颜色

利用IPS e.max系统精确重现自然牙列

图2-3-33　回切法的明度控制概念。对于参考牙的色调，应该尽可能地从内部开始做出更加明亮的状态。
①瓷块的色调选择；
②基底设计；
③牙本质色瓷粉的选择（Dentin、Deep Dentin、Power Dentin）；
④水门汀颜色的选择。

①瓷块的色调选择

首先，本方法的瓷块选择标准也是始终一贯的，没有变化。考虑到明度的下降问题，和染色法一样必须选择比参考牙更明亮的色调（**图2-3-34**）。

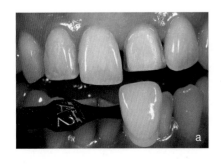
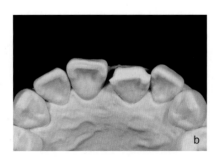

图2-3-34a　上颌左侧中切牙的贴面修复病例。根据比色结果，参考牙的颜色为A3。
图2-3-34b　通常贴面修复体会选择例如HT瓷块等等的高透光性瓷块，但因为基牙的位置，贴面会变得非常的厚，所以考虑到明度下降问题，选择了LT A1瓷块。

②基底设计

这里所说的基底设计特指的是牙颈部的基底厚度的设定。这个设定与基底的不透明度密切相关，也和明度以及遮蔽性也有直接关系。**图2-3-35a**中 Dentin A1、LT A1瓷块以及 Deep Dentin A1 三者的厚度均调整至 0.6mm，然后确认其色调的差异。特别是 Deep Dentin 与另外两者相比具有更高的彩度，呈现出接近 A2 的色调。另外，将三者放置在紫外光灯下进行观察的话，可见以 LT 瓷块 <Dentin<Deep Dentin 的顺序显色逐渐变强（**图2-3-35b**）。综上所述，在使用 LT 瓷块进行基底设计时，为了不折损 LT 瓷块的特性，常常需要把牙颈部的厚度设定在 0.6mm 以上（**图2-3-36**）。

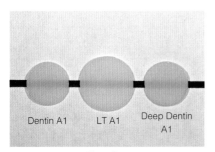

图2-3-35a 从左起以Dentin A1、LT A1瓷块、Deep Dentin A1的顺序排列。在厚度同为0.6mm的情况下，Dentin和LT瓷块的不透明度几乎同等。

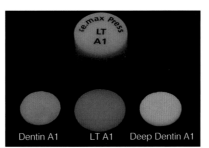

图2-3-35b 在紫外光灯下观察。因为LT瓷块是对颗粒加压制作而成的，所以在0.6mm薄的状态时其显色则不如Dentin。

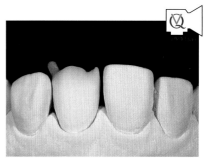

图2-3-36 视频［基底设计 ①解剖式回切设计］。使用LT A1瓷块，牙颈部的厚度设定在0.6mm以上。

③牙本质色瓷粉的选择

接下来要说明的是决定牙冠明度（色调的基础）的牙本质色瓷粉的选择。虽然在**图2-3-35**中已经提及了Dentin和Deep Dentin的特性，这里将展示两者在区别使用时的标准（**表2-3-4、图2-3-37**）。

表2-3-4 各种牙本质色瓷粉的用途和选择标准。这些都是直接影响明度控制的重要特性

Dentin	在重现天然牙结构的半透明层中的牙本质时使用。根据所选瓷块的不透明度其使用频率也会变化，但在像LT瓷块那样的高透光性瓷块上使用时，如果不注意使用量则会导致明度下降。
Deep Dentin	在重现天然牙结构的半透明层中的牙本质时使用。比Dentin瓷粉更加不透明，但彩度更高，因此应该比参考牙更明亮1个色号来选择瓷块色调
Power Dentin	与Deep Dentin一样拥有不透明度，与Deep Dentin相比其彩度相对较低，所以匹配参考牙的色号进行选择。虽然最适合用于高明度牙本质层的重现，但必须通过外部染色对彩度进行一定程度的修正

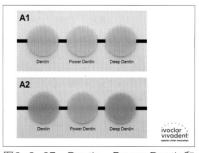

图2-3-37 Dentin、Power Dentin和Deep Dentin的色调和不透明度（资料提供：义获嘉伟瓦登特）。

正如前述，使用LT瓷块的回切法需要唇侧牙颈部的基底厚度至少设定在0.6mm以上。假设在有1.5mm修复空间的情况下，牙颈部牙釉质的堆瓷空间需要0.3mm，实际上必须在剩余的0.6mm的空间内进行明度的控制。与通常使用MO瓷块的分层堆塑法不同，这种方法可操作的牙本质部分的空间较少，明度的重现幅度也较窄，为了在这0.6mm的操作空间内能够最大限度地发挥明度的效果，必须选择高效的牙本质色瓷粉。

因此，在这0.6mm的牙本质色空间中根据表2-3-5的分类来进行明度的控制（**图2-3-38 ~ 图2-3-40**）。

表2-3-5　1.5mm的修复空间中，使用LT瓷块的回切基底时的牙颈部明度控制法。0.6mm的牙本质色空间中，分别使用Dentin、Deep Dentin、Power Dentin来进行堆瓷。为了确保比比色结果更高的明度，不应使用Dentin而是只使用Deep Dentin或者Power Dentin来堆瓷（图2-3-38 ~ 图2-3-40）。需要更高的明度的情况时，则应该使用MO瓷块和氧化锆基底。另外，即使是显色条件较差的基牙环境，使用Deep Dentin或者Power Dentin也能够在一定程度上遮蔽基牙环境所带来的影响

	Dentin	Deep Dentin	Power Dentin
为了获得低于比色结果的明度	~ 100% （~ 0.6mm）		
为了获得等同于比色结果的明度	50% （0.3mm）（和）	50% （0.3mm）	
为了获得高于比色结果的明度		~ 100% （~ 0.6mm）（或）	~ 100% （~ 0.6mm）

* 比色板以VITA Classical Shade为标准
* Deep Dentin选择比参考牙更高一个色号

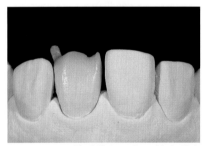

图2-3-38　基础染色是修正基底彩度的一项工序。在这个阶段没有必要完全去重现出最终的目标彩度，因为这样会成为引起明度下降的原因。

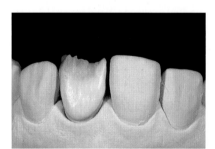

图2-3-39　对于A2颜色的参考牙，使用Deep Dentin A2进行不透明度控制。堆瓷厚度设定在0.6mm。

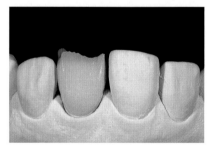

图2-3-40　烧结后的状态。在这里进行一次与参考牙之间的明度比较和评估。因为接下来要在牙颈部进行牙釉质瓷的堆塑，所以在这个节点需要做到比参考牙稍微更明亮的状态。

④水门汀颜色的选择

　　最后介绍一下水门汀颜色的选择方法。由于全瓷修复体中水门汀颜色会渗透出来，当初树脂水门汀的色调选择被认为非常重要，以氧化锆为基础的修复则基本不受影响，现在只作为遮蔽变色基牙的一种方法，用途非常有限。但是，铸瓷修复不论好与坏的方面都会受水门汀颜色的影响，不能跟平常一样选择透明色或者通用色就可以了。笔者一贯主张，水门汀颜色在铸瓷全冠修复的色调完成上担当着最后把关的角色。因此，椅旁的水门汀不仅要有常备的颜色，还需要准备有漂白和不透明白等光反射性较强的水门汀。这是因为穿透铸瓷全冠的光在最底层处会发生微弱的反射光，给这样微小的光提供一个优良的环境，可以为明度重现提供一些帮助（图2-3-41、图2-3-42）。

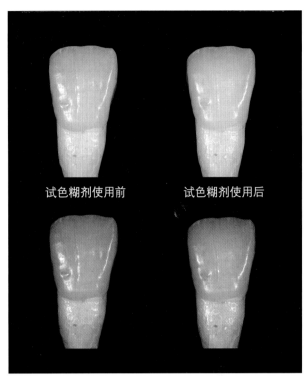

试色糊剂使用前　　　　试色糊剂使用后

图2-3-41　在离体牙上戴入了HT瓷块和染色法制作的厚度为1.2mm的全冠。使用不透明白的试色糊剂的话，可以观察到如右图一般的轻微的明度上升。

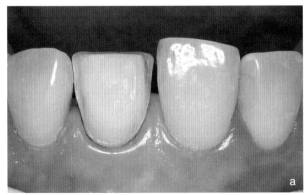

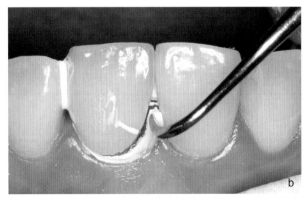

图2-3-42a、b　IPS e.max Press贴面的戴入。目的不是要遮蔽基牙颜色，而是为了从最底部开始促进光的反射，所以建议主治医生使用不透明白的树脂水门汀。

IPS e.max Press的回切法的明度控制依靠以上的4个概念得以成立。越是透光性高的材料越要在明度重现时加倍小心。从术后的修复结果可见，对色调所做出的应对是充分的（**图2-3-43**）。

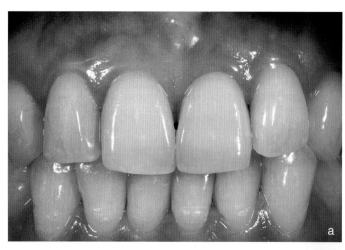

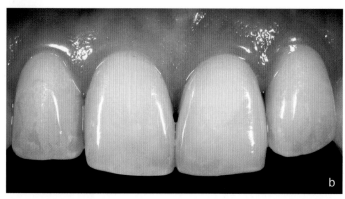

图2-3-43a、b　戴入后的状态。与术前的状态不同，对明度下降问题做出了充分的应对。确切地执行明度重现时需要注意的4个概念，让更加稳定的色彩重现成为可能［主治医生：洼田 努（洼田齿科）］。

以下是本病例的堆瓷图以及其视频（**图2-3-44**）。

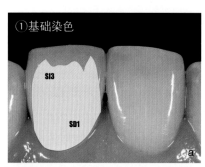

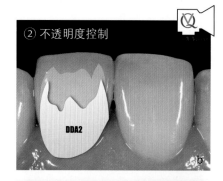

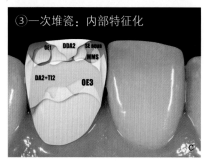

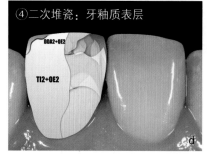

图2-3-44 a~d 视频［多色堆瓷法①IPS e.max Press-1］。

　　本病例中堆瓷所使用的材料。特别是在明度重现中，①和②的工序已经完成了90%左右，所以需要正确的选择标准。

①基础染色（a）；

②不透明度控制（b）；

③一次堆瓷：内部特征化（c）；

④二次堆瓷：牙釉质表层（d）。

5. 考虑色彩重现效果的回切法基底设计

接下来，笔者想提出一种考虑色彩重现效果的回切法的基底设计。通常基底设计的主要目的是为了提高后牙修复体堆瓷之后的易折断度，而在前牙中还需要在这基础上加入对色彩重现效果的考虑。这在氧化锆修复体的制作中也是同样的。另外，前牙修复总是要求美观性，不调整好修复环境就开始进入修复体制作阶段的话，常常需要在设计时直面功能上的问题。在这里介绍在前牙美学修复中使用到的同时考虑强度和美观的基底设计。

首先，前牙修复体的回切法基底设计包括：

① 解剖式回切设计；

② 局部回切设计；

③ 唇面回切设计。

3种基本设计。每种设计所选择的瓷块以及适应证都不同，此处做一下总结（**表2-3-6**、**图2-3-45 ~ 图2-3-47**）。

表2-3-6 前牙修复体的回切法基底设计。根据修复环境来区别使用这些设计，也需要考虑适配的瓷块和色彩重现效果来选择

	特征	适应证
解剖式回切设计	捕捉参考牙的解剖学特征，模拟其内部牙本质结构的基底设计	色彩重现优先，需要重现出细致内部结构的病例
局部回切设计	基底用染色法制作，唇侧牙颈部或者切缘区域做最小限度的回切然后堆瓷	多颗牙修复的病例，局部堆瓷即可充分满足美观要求的病例
唇面回切设计	从最终的唇面形态开始回切，保留切缘并只在唇侧堆瓷，是兼顾美观和强度的设计	𬌗关系不良的病例，牙颈部至切缘颜色的层次感比较平缓的病例

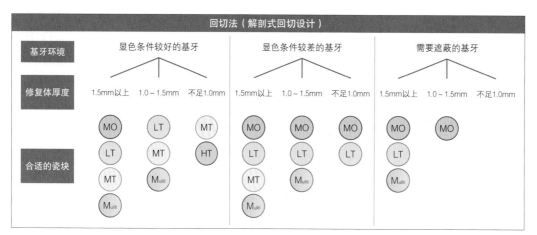

图2-3-45　使用回切法（解剖式回切设计）时的瓷块选择标准。这是使用瓷粉来实现色彩重现的基本技术。

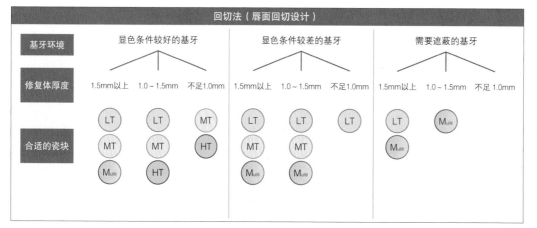

图2-3-46　使用回切法（局部回切设计）时的瓷块选择标准。此方法以染色法为基础，牙颈部或者切缘用局部堆瓷来进行修改。

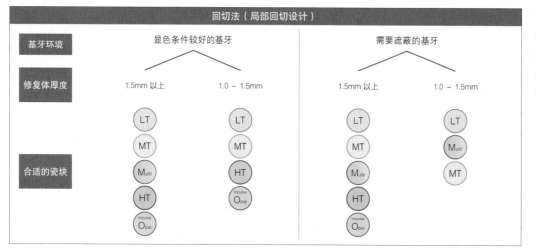

图2-3-47　使用回切法（唇面回切设计）时的瓷块选择标准。冠修复体的基本色调通过瓷粉来构成。

* 在唇面回切设计中，特别是唇侧的回切量会设定的比较多，需要基牙遮蔽的病例中也必然使用不透明瓷粉，所以这里略去厚度不足1.0mm时的可选瓷块。但是，当满足充分遮蔽基牙颜色这个条件时也可以使用

解剖式回切设计

　　此设计方法是一种模仿参考牙的牙本质结构的基底设计，因为基底的色调就可以直接当作牙本质色然后在其上堆瓷，与分层堆塑法相比可以减少堆瓷量。另外，本方法的回切量和步骤与常用的回切法不一样，是推算从邻接区到切缘的透明层的宽度，以及内部结构的形态，然后与多种多样的天然牙色调进行配合的一种偏临床的设计。因此，为了高效地进行解剖式回切设计，首先必须从参考牙的色调中确切地解读出牙本质的结构（**图2-3-48**）。为了控制明度，在牙颈部堆瓷之前应该保证基底的厚度不能少于0.6mm（**图2-3-49、图2-3-50**）。

图2-3-48（左）　牙本质结构的观察。从邻接区慢慢延伸至切缘的透明层，大概可以描绘出牙本质的形态。但如图中对比度较弱的天然牙的情况，利用图片处理可以更容易观察到内部结构。

图2-3-49（右）　完成后的解剖式基底。要意识到这是最终外形的缩小形态，模仿切缘和线角等形态参考指标来控制堆瓷空间。

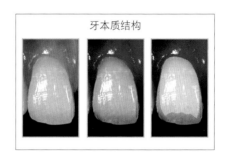
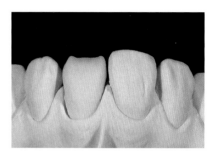

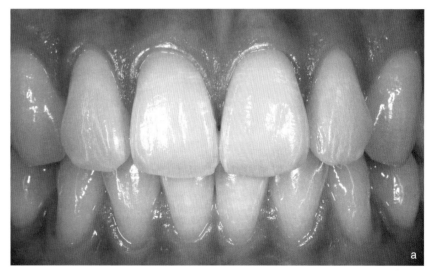

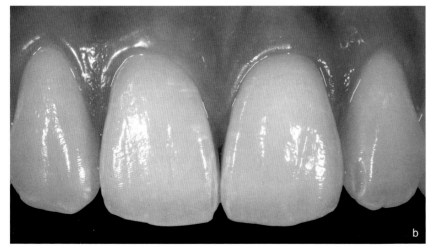

图2-3-50a　戴入口内的最终修复体。

图2-3-50b　准确地模仿牙本质的结构，可以确保均一的堆瓷空间，获得稳定的色彩重现效果［主治医生：洼田 努（洼田齿科）］。

以下是本病例的堆瓷图（**图2-3-51**）、形态修整（**图2-3-52**）、外部染色—上釉（**图2-3-53**）的视频。

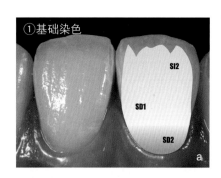
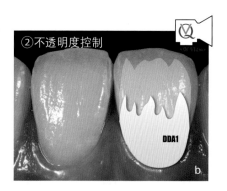

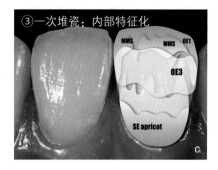
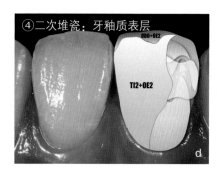

图2-3-51a~d　视频［多色堆瓷法②IPS e.max Press-2］。

　　本病例灵活运用基底的色调来进行多色堆瓷。

①基础染色（a）；

②不透明度控制（b）；

③一次堆瓷：内部特征化（c）；

④二次堆瓷：牙釉质表层（d）。

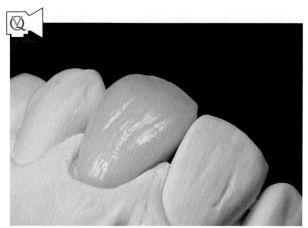

图2-3-52 视频［形态修整　外形调整—表面纹理的赋予—质感的调整］。

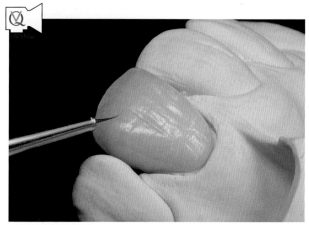

图2-3-53　视频［外部染色—上釉］。

局部回切设计

本方法是染色法与局部堆瓷相互组合的一种回切设计。回切的对象是需要增加明度的牙颈部以及以特征化为目的的切缘区域。譬如说，在这个追求明度协调性的病例中则非常有效（**图2-3-54～图2-3-60**）。

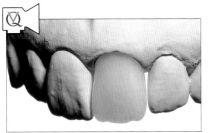 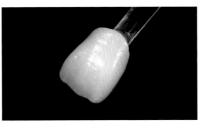 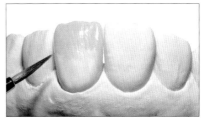

图2-3-54（左）　视频［基底设计　②局部回切设计］。本病例是上颌4颗前牙的贴面修复，只有上颌左侧中切牙为全冠修复。使用MT瓷块并通过染色法来重现美观的牙冠。因为此方法会使全冠的明度下降，需要考虑在牙颈部堆瓷来增加明度，所以进行了局部回切。

图2-3-55（中）　堆瓷之前先完成染色。另外，在不进行堆瓷的区域先完成上釉处理。

图2-3-56（右）　为了提高牙颈部的明度，在表层堆砌上0.4～0.6mm的Deep Dentin。

图2-3-57（上）　贴面与全冠的染色操作的差异。像这样不同种类修复体联合应用的情况，需要考虑到染色操作中的显色原理。通常，贴面的色彩重现只会停留在牙釉质层内，牙颈部的色调则是通过贴面粘接后与基牙颜色的互相作用来显色。因此，在贴面牙颈部的染色应该保持在最低限度。而全冠则因为与贴面的厚度不同，牙颈部的色调基本上需要积极地染色来重现。这种情况下，即使使用了相同的瓷块但染色的涂布次数增加了，结果牙颈部的厚度增加，全冠的显色就会变差。因此，为了让全冠的明度能够获得协调，使用了局部回切设计通过堆砌瓷粉来提升明度。

图2-3-58（下）　完成后的局部回切全冠。使用釉膏来让堆瓷层的质感更加协调。

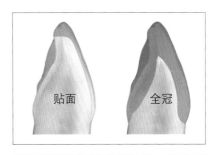

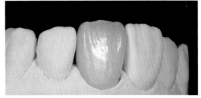

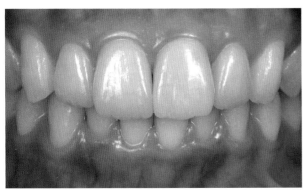 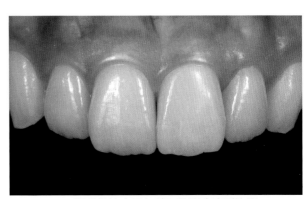

图2-3-59　戴入口内的贴面和局部回切全冠。

图2-3-60　顺利地让全冠与贴面的明度达到协调。

唇面回切设计 I

唇面回切设计的特征是既能利用基底材料来保持前牙切缘的强度，也能同时追求较高的色彩重现效果（**图2-3-61**）。不仅仅是铸瓷修复体，在氧化锆修复体上使用也同样有效，但基底的色调选择对色彩重现效果有很大的影响。**图2-3-47**中的高透光性Impulse Opal瓷块也是选择之一，希望大家可以注目于此。在唇面回切设计时，只要调整好修复条件，并使用Impulse Opal瓷块这样的高透光性瓷块的话，即使以切缘的透明度为标准进行瓷块的选择也是行之有效的（**图2-3-62～图2-3-71**）。

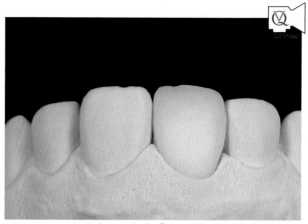

图2-3-61　视频［基底设计 ③唇面回切设计］。图2-3-62～图2-3-71为另一个病例。

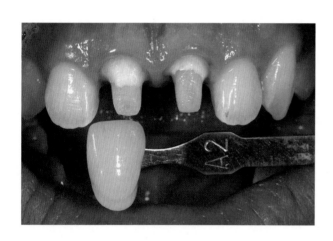

图2-3-62　这是一个上颌中切牙全瓷修复的病例。确认基牙环境可知，基牙没有变色，但进行了高透明度的树脂堆核，基牙的显色条件说不上良好，但有充足的基牙预备量使得修复体可以获得足够的厚度。另外，观察参考牙的色调可知，明度较高的牙颈部和透明感的切缘之间存在着特别显著的对比。

本病例最大的问题点则是前牙的𬌗关系，要求切缘有足够的强度。通常在这样的病例中会采用唇面回切设计，但可以判断出，如果选择像LT瓷块那样的重视牙颈部明度重现的低透光性瓷块，则不可能重现出切缘。因此，本病例确保了充足的修复空间，以切缘的透明度为标准来选择瓷块。

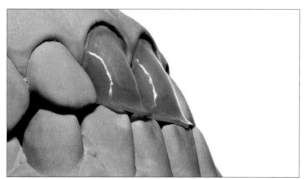

图2-3-63　𬌗关系与基底设计。在这种情况下，应该避免使用常用的切缘堆瓷方法。

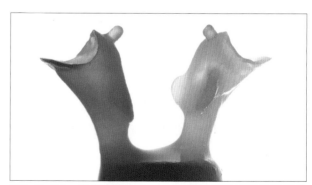

图2-3-64　患者为青年人，为了在切缘区域赋予乳光效果，选择了Opal 2瓷块。

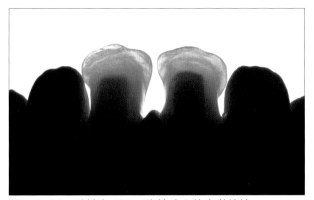

图2-3-65　透射光下Opal瓷块迷人的光学特性。

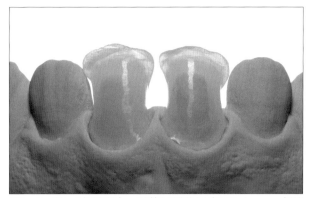

图2-3-66　基底设计。调整唇侧的厚度至0.4mm，尤其在牙颈部设定了更多的堆瓷空间。另外，在本病例中，为了防止从邻面到舌侧的光线泄漏，在邻面也进行了回切。

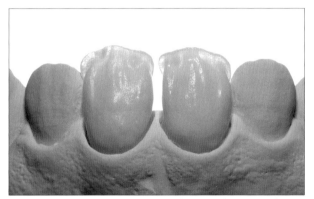

图2-3-67　基础染色烧结后，首先要决定全冠的基础明度，所以使用Power Dentin A2来控制不透明度。

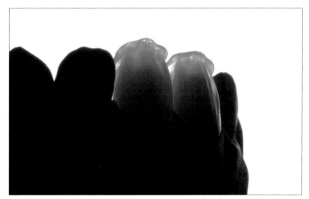

图2-3-68　烧结后确认光线穿透。利用Power Dentin让牙颈部获得了足够的不透明度。

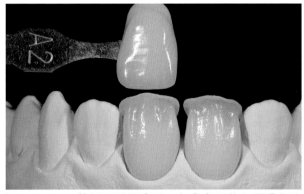

图2-3-69　控制不透明度后，与参考牙的色调进行比色，发现需要使用内部染色来修正。

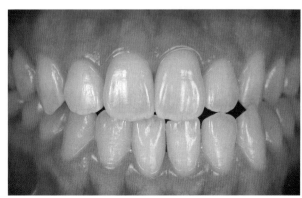

图2-3-70　戴入口内的最终修复体。色调、形态均与牙列达到了协调。

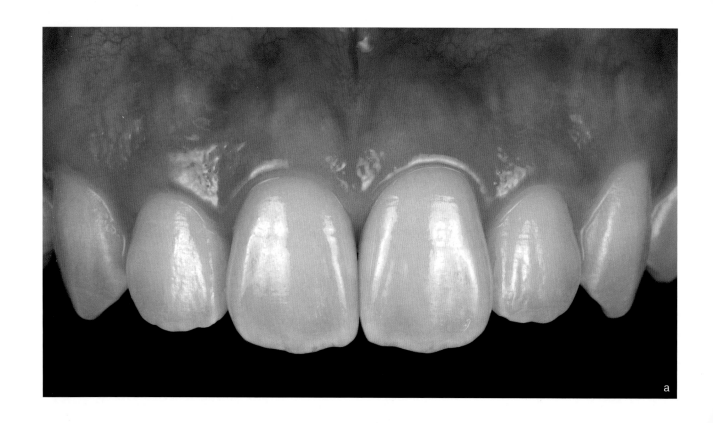

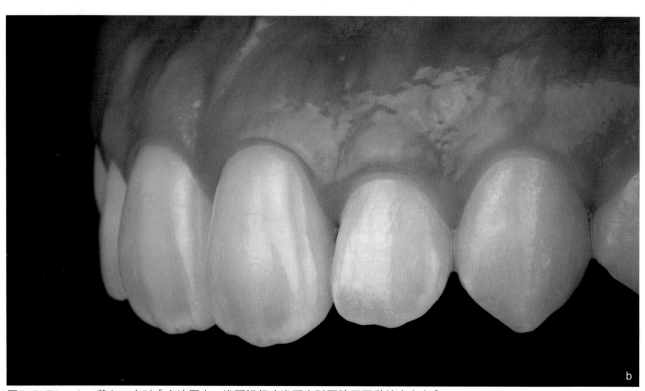

图2-3-71a、b　戴入口内时［主治医生：泷野裕行（泷野齿科医院牙周种植中心）］。

第2章　牙冠美学的获得

唇面回切设计 II

另外，基牙环境和修复条件都已经调整完成的情况下，不仅多颗牙齿，甚至是单颗牙齿的修复体制作中，其适用性也更为广泛（图2-3-72~图2-3-74）。

图2-3-72　本病例中，考虑色彩重现效果选择了唇面回切设计。尤其为了高效地重现出穿过偏青色切缘的半透明感，选择了Opal 1瓷块。

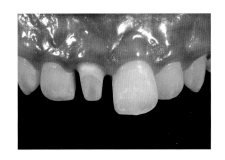

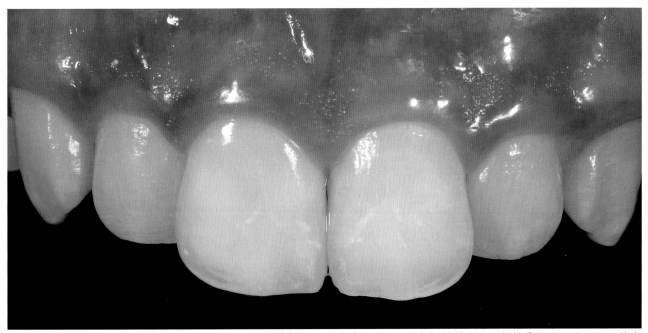

图2-3-73　戴入口内的最终修复体。通过协调的切缘颜色，可以感受到唇面回切设计的广阔可能性［主治医生：山口佑亮（山口综合齿科）］。

图2-3-74a~d　本病例的堆瓷地图。在这里最重要的工序是基础染色以及不透明度控制。如何通过这两个工序来正确地操控从牙颈部到切缘之间的对比是本方法成功的关键。
①基础染色（a）；
②不透明度控制（b）；
③一次堆瓷：内部特征化（c）；
④二次堆瓷：牙釉质表层（d）。

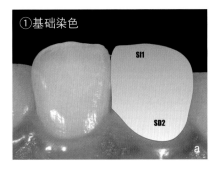

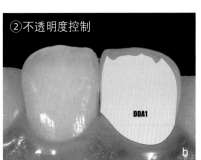

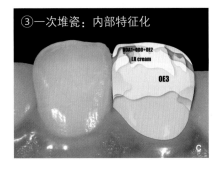

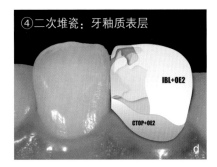

唇面回切设计 Ⅲ

唇面回切设计的优势是，不仅能够保证切缘强度，也能减轻堆瓷工作的负担。通常情况下，堆瓷工作需要在预估烧结后收缩的基础上进行，而唇面回切设计则可以不用考虑烧结后收缩而专注于堆瓷，特别在需要细致地表现出切缘内部结构时非常有效。

这是一个13—11的全瓷固定桥修复病例。从𬌗关系可知前伸诱导不算良好，要求修复体有足够的切缘强度（图2-3-75～图2-3-84）。

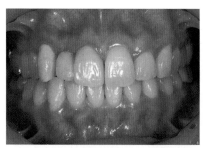

图2-3-75　术前的状态。从侧切牙缺失和尖牙的位置关系可以得知右侧前牙区几乎是对刃的状态。因此，考虑使用唇面回切设计的基底。

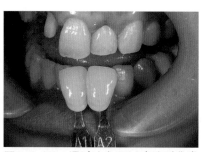

图2-3-76　通过比色可以确认到非常明亮的牙颈部以及高透明感的切缘。这样的情况下，应该优先以切缘的透明度为标准来选择基底的色调。

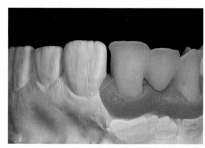

图2-3-77　模型上的基底设计。选择Opal 1瓷块来尝试色彩重现。

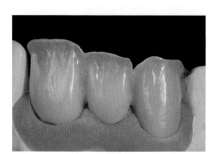

图2-3-78　基础染色后，使用Deep Dentin来控制不透明度。在这里切实地赋予牙颈部与切缘的强对比是关键点。

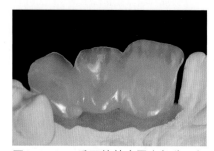

图2-3-79　舌面的基底露出部分已经先行上釉处理并提前精修完成。

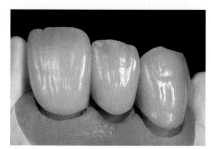

图2-3-80　唇面的堆瓷工作完成后的状态。顺利地表现出牙颈部较高的明度和切缘的透明感。

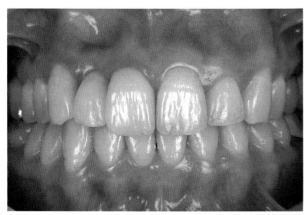

图2-3-81 完成后的最终修复体。利用适当的基底设计和排列操作，获得了一定程度的左右对称性。

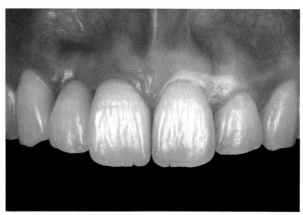

图2-3-82 考虑色彩重现效果的材料选择，实现了令人满意的美学效果。

图2-3-83 虽然使用了透明度非常之高的Opal瓷块，但在厚度特别大的桥体连接部分也不会产生不自然的明度下降。

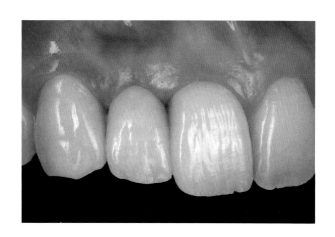

图2-3-84 中切牙的特写照片。选择的Opal瓷块让切缘的乳光效果表现得非常自然。这个特性是Opal瓷块所特有的光学反应，在前牙的色彩重现中非常有效［主治医生：泷野裕行（泷野齿科医院牙周种植中心）］。

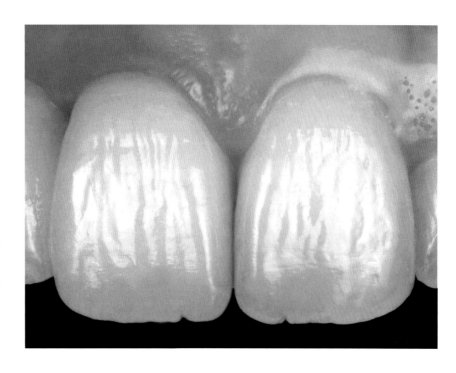

6. 质感表现

最后介绍如何模仿天然牙的质感表现。质感不仅是指表面纹理，还包括色调和光泽度等等因素达到绝妙和谐的状态，并且这种状态是一种能够通过视觉以及触觉而被捕捉到的印象。天然牙有着各种各样的表面特征，其质感也千变万化。另外，在模仿天然牙的时候，与色调、形态的重现相互并重，表面纹理和光泽度的模仿也是非常重要的工作[2]。表面纹理和光泽度会因为光的反射条件变化而对色调和形态产生影响。在这里，笔者把临床中常见的表面纹理（Texture）分类为以下4种：

A. 坚硬：强烈且显著的表面纹理；

B. 柔软：相对平缓的表面纹理；

C. 平坦：平坦无起伏的表面纹理；

D. 粗糙：人为造成的伤痕和凹陷。

另外，表面光泽度（Luster）分类为以下4种（表2-3-7）：

a. 高光泽：表面光泽度较高；

b. 中光泽：表面光泽度为中等程度；

c. 低光泽：表面光泽度较低；

d. 无光泽：表面无光泽且粗糙的状态。

天然牙的质感可以通过上述两者组合来大致地进行分类，但如此单调的分类方法肯定不能完整地表现出天然牙的质感。

全瓷修复体的质感表现不仅需要使用磨料和研磨剂的机械性调整，还需要满足瓷粉处理以及烧结炉的烧结管理等附加条件。在这里详细解说一下使用IPS e.max瓷粉的质感表现。

a:

表面纹理

坚硬	强烈且显著的表面纹理
柔软	相对平缓的表面纹理
平坦	平坦无起伏的表面纹理
粗糙	人为造成的伤痕和凹陷

b:

表面光泽度

高光泽	表面光泽度较高
中光泽	表面光泽度为中等程度
低光泽	表面光泽度较低
无光泽	表面无光泽且粗糙的状态

表2-3-7a、b 临床上常见的表面纹理（Texture）和表面光泽度（Luster）各自的分类

天然牙的质感表现形式（表面纹理和表面光泽度的组合）

在这里，将从前述的表面纹理和表面光泽度的分类出发，结合临床实际，以**图2-3-85**的6种质感形式为例来进行介绍。天然牙拥有各自不同的质感，其表现方法和步骤也完全不同。为了达到严谨的美学重现，必须对参考牙进行彻底的观察。

表面纹理-表面光泽度分类

坚硬-高光泽型
可见细致且鲜明的表面纹理，较高的表面光泽度。常见于年轻人的天然牙

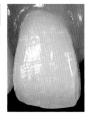

坚硬-无光泽型
可见细致且鲜明的表面纹理，较低的表面光泽度。考虑为受到正畸托槽粘接影响的天然牙

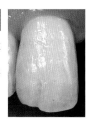

柔软-中光泽型
可见平缓的表面纹理，中等程度的表面光泽度。常见于中老年人的天然牙

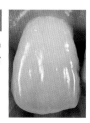

粗糙-中光泽型
可见表面有切削痕迹，中等程度的表面光泽度。这是近中面接受复合树脂充填修复后人为造成的伤痕

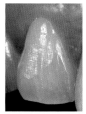

平坦-高光泽型
可见平坦的表面纹理，较高的表面光泽度。常见于老年人的天然牙

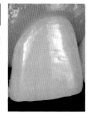

平坦-低光泽型
可见平坦的表面纹理，较低的表面光泽度。常见于中年人的天然牙

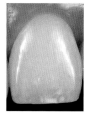

图2-3-85 在实际临床治疗中面对的6种质感形式。

烧结炉的烧结时间管理

接下来，介绍一下与表面质感密切相关的上釉烧结时间表（**表2-3-8**）。被分类为低溶瓷粉的IPS e.max瓷粉，其到达自动上釉前的有效烧结温度在730℃～750℃，因此需要考虑更加严格的温度管理。另外，为了提高烧结炉的烧结效率，需要调整T（烧结温度）、t（升温速度）和H（停留时间）这三个因素，但即使是微小的烧结程序不同也会对烧结结果产生巨大的影响。低温上釉（Low Fire Glaze）是指在外部染色的烧结次数增多的情况下，为了不损害质感，在低温条件下让

染色材料固定的一种工序。而在自动上釉时，应该根据目标质感的设定而去调整T（烧结温度）、t（升温速度）和H（停留时间），让表层可以确实地上釉。在使用热传导率较差的氧化锆等基底材料的时，需要把烧结温度设定得高5～10℃。另外，t（升温速度）应该稍高地设定在60～65℃，而停留时间则应该设定得稍短，这是为了避免烧结物体的热传导能够直达内部而导致烧结收缩量的增加。

表2-3-8a、b 低温上釉是内部或外部染色材料在低温条件下固定的一种工序。而自动上釉则应该根据设定好的目标质感而去调整T（烧结温度）、t（升温速度）和H（停留时间），让表层能够确切地上釉

a:

低温上釉
外部/内部染色的临时固定

S	4：00	V1	450
t	65	V2	709
T	710	B	403
H	0：20		

b:

自动上釉
包括染色法在内的自动上釉

S	4：00	V1	450
t	60～65	V2	729～734
T	730～735	B	403
H	0：30～0：40		

S：预备干燥时间；t：升温速度；T：烧结温度；H：停留时间；V1：真空开始温度；V2：真空解除温度；B：待机温度
使用IPS Ivocolor（义获嘉伟瓦登特）时

使用的磨料和研磨剂

接下来，介绍一下在质感表现的过程中，上釉烧结后所使用到的磨料和研磨剂。研磨车针和研磨剂的选择是根据需要重现的牙齿质感来区别使用。

硅橡胶抛光磨头

硅橡胶抛光磨头PB（松风）。上釉处理后通过低速转动来去除光泽，在低光泽型的质感调整中使用。

硅橡胶抛光磨头M2（松风）。上釉烧结后去除光泽，在低光泽型到中光泽型的质感调整中使用。

Ceramaster（松风）。上釉烧结后去除光泽，在中光泽型到高光泽型的质感调整中使用。

磨料和研磨刷

抛光机用磨料和氧化铝粉末进行混合，使用釉液溶解至带有黏性的状态，然后使用稍粗糙的硬硅橡胶磨头在低速下研磨。在无光泽型的质感表现中使用。

Speed Master（AG PAC）。不会过度产生光泽，研磨后产生的光泽适当并带有自然感。在中光泽型的质感表现中使用。

OptraFine HP Polishing Paste（义获嘉伟瓦登特）。在口内也能使用的牙面研磨材料，可以产生自然的光泽。在中至高光泽型的质感表现中使用。

DVA的ZIRCON-BRITE（茂久田商会）。可以得到较高的表面光泽度，研磨性也较高，如果能够巧妙地使用研磨刷的话，在细小的粗糙凹部也能研磨。在高光泽型的质感表现中使用。

Polirapid的Robinson研磨刷112ST/23（茂久田商会）。研磨性较高，利用其特殊形状，可以让尖端到达细小的凹部来进行研磨。

Polirapid的棉线磨头103（茂久田商会）。非常柔软而且毛质纤细，在研磨面较大时使用是最适合的。

气动手机用FG车针

三种车针各自的粗糙度不同，在粗糙型的质感表现中使用。粗糙型表面伤痕实际上是用气动手机在口腔内通过车针低速转动来人为造成的。然而，在有自然伤痕的参考牙上进行抛光研磨也是一个重要的选择，所以在人为造出这种表现之前需要慎重地确认。

白色车针FG（松风）

金刚砂车针FG regular（松风）

金刚砂车针FG regular（DIATECH）

釉膏

堆瓷法在上釉烧结时，作为自动上釉的辅助，常常也会一并使用到釉膏。釉膏不要用釉液来稀释，在"想要得到光泽的地方"和"难以得到光泽的地方"直接使用，只需要极薄的一层来做局部处理即可。另外，在使用义获嘉伟瓦登特的釉粉时，混合得稍硬一点也可以拿来做同样的处理。IPS Ivocolor Glaze Powder可以在710℃烧结，所以更加有效。

工作流程图

坚硬-高光泽型	坚硬-无光泽型	柔软-中光泽型	粗糙-中光泽型	平坦-高光泽型	平坦-低光泽型
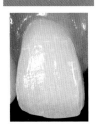	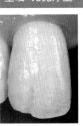	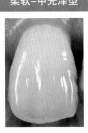	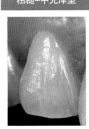	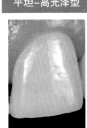	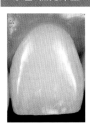

修整形态

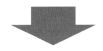

上釉处理前的研磨状态

粗研磨	粗研磨	中研磨	中研磨	中研磨	中研磨

上釉烧结

T730 t60	T730 t60	T735 t65	T735 t65	T735 t60	T735 t60
 Glaze Paste	 Glaze Paste	 Glaze Paste	 Glaze Paste	 Glaze Paste	 Glaze Paste

上釉后的处理和手动研磨

必要时需要赋予一些表面特征	必要时需要赋予一些表面特征				
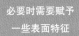				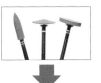	

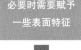
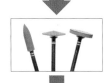

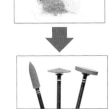

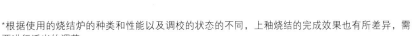

*根据使用的烧结炉的种类和性能以及调校的状态的不同，上釉烧结的完成效果也有所差异，需要进行适当的调节

85

4 使用氧化锆材料时的色调设计

在本节中会介绍使用氧化锆材料时的色调设计，但其基底设计、基底材料的选择、瓷粉的使用方法等基本概念都和第2章第3节中提到的铸瓷材料是同样的，因此可以参考该部分的内容。

现在牙科临床上使用到的氧化锆，不同厂商的产品其色调结构、组成以及物理性能等均有微小的差异，市场中的产品种类之多也是铸瓷所无法企及的。因此，把握所有产品的特性并据此做出最优的选择是比较不现实的。

现在贩售中的牙科用氧化锆，大体上可以分为10个大种类（**表2-4-1**），在色调设计中最应该考虑的因素是色调结构和不透明度（透明度），必须结合色彩重现的技法一起进行考虑。另外，在牙冠修复中氧化锆的使用方法包括：

①作为瓷粉堆塑的基底；

②全锆修复体（包含染色法）。

这两大类，其临床应用的选择标准也和铸瓷是一样的。在这里，介绍一下氧化锆材料的具体临床应用。

传统型四方相氧化锆多晶体陶瓷（3Y-HA-TZP）	单组分多层高透光性四方相氧化锆多晶体陶瓷（M3Y-TZP）
高透光性四方相氧化锆多晶体陶瓷（3Y-TZP）	单组分多层高强度部分稳定氧化锆陶瓷（M4Y-PSZ）
高强度部分稳定氧化锆陶瓷（4Y-PSZ）	单组分多层高透光性部分稳定氧化锆陶瓷（M5Y-PSZ）
高透光性部分稳定氧化锆陶瓷（5Y-PSZ）	单组分多层高透光性部分稳定氧化锆陶瓷（M6Y-PSZ）
高透光性部分稳定氧化锆陶瓷（6Y-PSZ）	复合组分多层四方相氧化锆多晶体-部分稳定氧化锆陶瓷（M3Y-5Y-TZP-PSZ）

表2-4-1　多样化的牙科用氧化锆的各种分类（引自参考文献1）。严格来说同种分类的氧化锆在组成和色调结构上也有差异，因此选择标准的复杂化是无可避免的现状。但如果不能在最低限度上记住日常临床中常用的氧化锆材料的特性，则常常会落入意想不到的"陷阱"中。

1. 氧化锆材料的色彩重现

在色彩重现的时候，与铸瓷相比氧化锆的不透明度更高，因此在明度的重现上处于优势。在第2章第3节的铸瓷临床应用中也进行了介绍，与铸瓷相比氧化锆最大的好处是对基牙环境的适应能力更高。在变色基牙、金属桩核，甚至修复空间受限的病例中也可以获得稳定的色彩表现（图2-4-1、图2-4-2）。两者主要根据色调和基牙环境的融合程度来进行区别使用，通过展示临床应用的例子来进行解说（图2-4-3）。

另外，使用的瓷粉则和铸瓷一样，均是IPS e.max瓷粉。由纳米氟磷灰石晶体组成的IPS e.max瓷粉的膨胀系数为9.5，因此可以在氧化锆上使用。

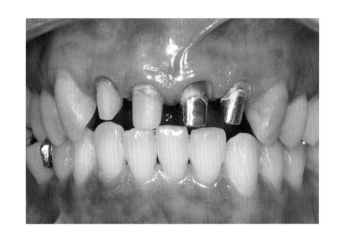

图2-4-1a　上颌4颗前牙氧化锆修复的病例。左右两侧的基牙条件不同，尤其是左侧的金属桩核基牙需要特别的考量。IPS e.max瓷粉没有Opaque Liner，所以在这样的病例中应该通过术前计划来改变基牙预备量，利用氧化锆基底的厚度来遮蔽金属桩核的颜色。

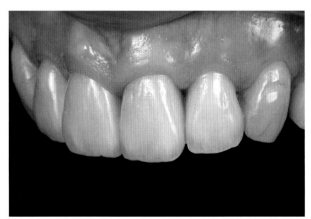

图2-4-1b　戴入完成后的氧化锆全冠。未见金属桩核对色调产生的影响。

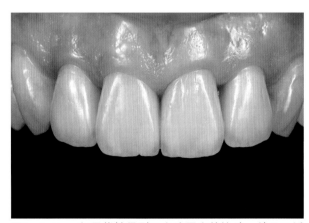

图2-4-1c　如果能够得到了主治医生的协助，并且灵活运用氧化锆所拥有的遮蔽能力，即使在这样基牙条件不对称的病例中也可以得到良好的修复结果［主治医生：小田师巳（小田齿科医院）］。

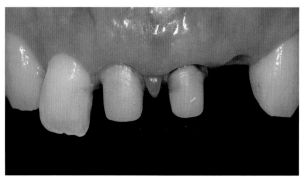

图2-4-2a　11—22的氧化锆修复。22植入了种植体。

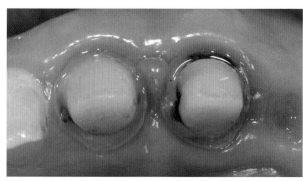

图2-4-2b　中切牙可见部分基牙变黑，判断得出在变色区域只要氧化锆有足够的厚度就可以充分地遮蔽。

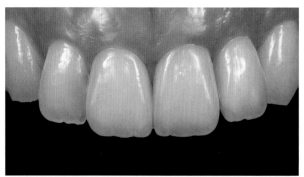

图2-4-2c　戴入后的最终修复体。不仅能够兼顾与参考牙之间的平衡，也几乎感觉不到基牙的变色。

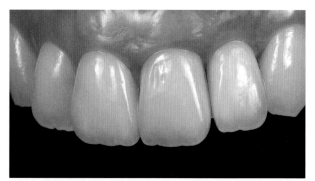

图2-4-2d　过分重视遮蔽的话，只会被材料的不透明度所困住。如果不考虑参考牙和基牙的色调差的话，全瓷材料所特有的颜色融合效果则会受到损害［主治医生：小田师巳（小田齿科医院）］。

色彩重现的一例

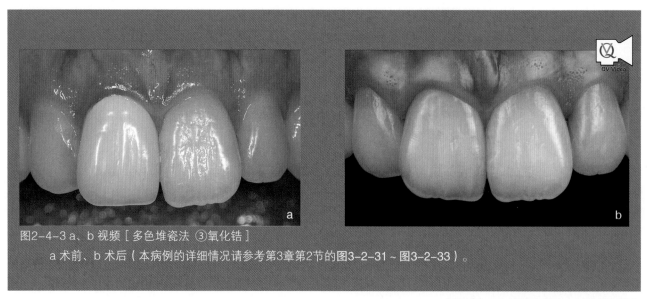

图2-4-3 a、b 视频［多色堆瓷法 ③氧化锆］
　　a 术前、b 术后（本病例的详细情况请参考第3章第2节的图3-2-31～图3-2-33）。

主治医生：中田光太郎（中田齿科医院）

氧化锆基底上IPS e.max Ceram Selection瓷粉的应用

此部分介绍一下使用IPS e.max Ceram Selection瓷粉的氧化锆色调调制方法。这种瓷粉是由6种颜色的Special Enamel、各3种颜色的Light Reflector以及Light Absorber所构成的特殊颜色瓷粉（图2-4-4）。在这里要特别提一下在氧化锆基底上以基牙颜色遮蔽为目的的Light Absorber的应用（图2-4-5）。

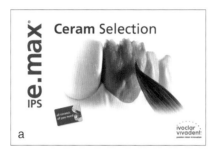
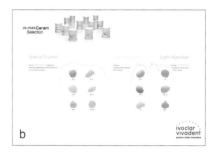

图2-4-4a、b IPS e.max Ceram Selection瓷粉。由迄今为止不曾有过的Colored Enamel，展现出清淡自然对比度的Light Reflector以及Light Absorber构成（资料提供：义获嘉伟瓦登特）。

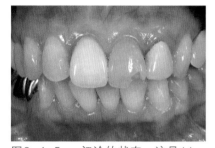
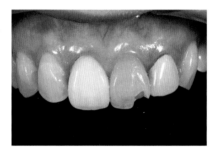
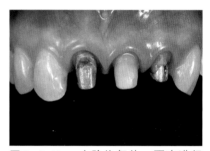

图2-4-5a 初诊的状态。这是11—22的全瓷修复病例。21切缘折断的原因是下颌前牙的前突以及拥挤造成的前伸运动问题。

图2-4-5b 11是烤瓷全冠，21是伴有牙髓失活的变色牙齿。22是金属树脂混合全冠。前牙颜色的不协调导致美观不良。

图2-4-5c 去除修复体，再次进行基牙预备后的状态。金属桩核再加上变色基牙，各个基牙的条件有明显差异。这样的多颗牙修复必须以条件最差的基牙为标准来进行材料的不透明度选择。另外，为了遮蔽金属桩核的部分，该牙齿的基牙预备量需要设定得更多一些。

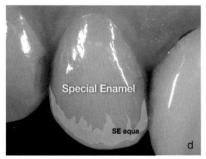
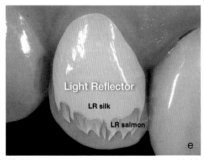
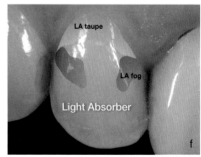

图2-4-5d～f 从参考牙的色调可知，适合使用IPS e.max Ceram Selection瓷粉。切缘带青色的透明层使用SE aqua、切缘结节的表现则使用LR salmon、牙颈部与切缘之间形成对比的表现则选择了LA（Light Absorber），赋予牙龈周围的部分更深的色调。

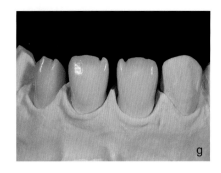

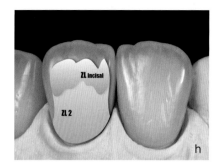

图2-4-5g、h　考虑遮蔽效果的基底设计。这是在金属桩核和变色部位有足够基底厚度的设计。首先，用IPS e.max瓷粉ZirLiner在基底上进行底层处理。

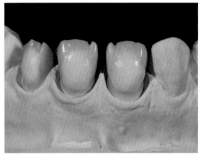

图2-4-5i　考虑到牙颈部遮蔽效果的基底设计，在光反射较强的牙颈部区域的最底层使用LA taupe来展现色调的深度。

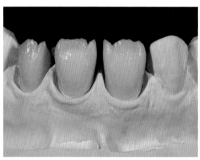

图2-4-5j　烧结后的状态。

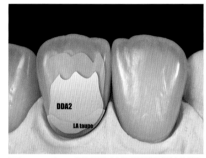

图2-4-5k　牙颈部的不透明度控制和堆瓷地图。虽然也要考虑氧化锆基底的色调，但基本上Deep Dentin需要选择比目标色调亮1号的色调。

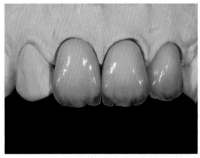

图2-4-5l　初次堆瓷和烧结后的状态，进行了切缘的特征化，必要时候施加内部染色。

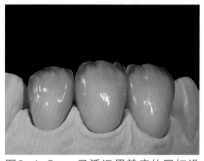

图2-4-5m　灵活运用基底的回切设计，在切缘区域表现出对比。

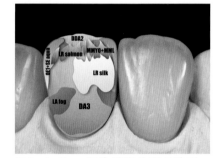

图2-4-5n　初次堆瓷的配色地图。在本病例中使用了IPS e.max Ceram Selection瓷粉来进行内部特征化。

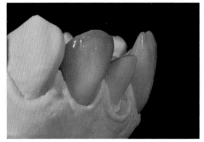

图2-4-5o　与基牙之间的位置关系。由于骀关系，切缘的堆瓷空间受到了限制。

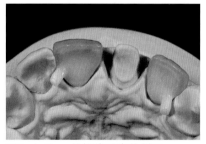

图2-4-5p　从切缘观察的样子。

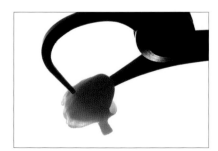

图2-4-5q　初次烧结后，切缘区域（包含基底）的厚度有0.5mm。

图2-4-5r 为了调整全体的明亮度，使用不透明度较高的Power Incisal进行局部堆瓷。

图2-4-5s 二次堆瓷的配色图。

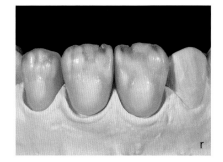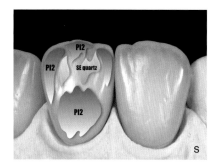

图2-4-5t 最后堆砌的是釉瓷以及切缘晕圈。

图2-4-5u 最终堆瓷的配色图。

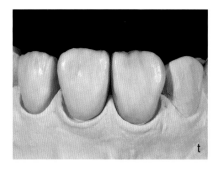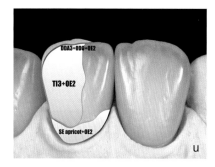

图2-4-5v 戴入后的最终修复体。通过有计划地去设定基牙预备量，让最终修复效果几乎不受基牙颜色的影响［病例提供：洼田 努（洼田齿科）］。

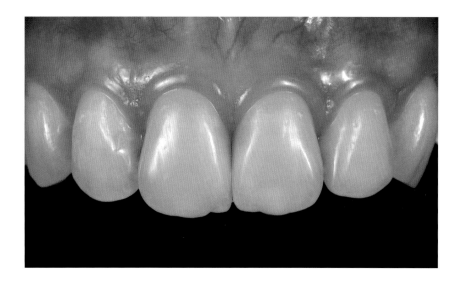

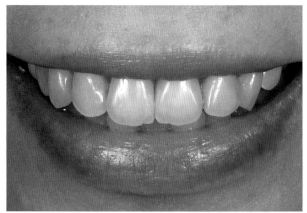

图2-4-5w 与唇部也比较协调。

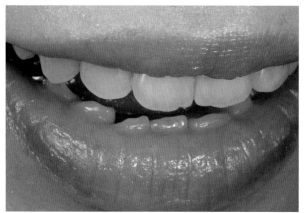

图2-4-5x 通过选择以及适当地控制氧化锆的不透明度，在面对包括金属桩核在内的变色基牙时，氧化锆材料的可应对范围变得更广。

91

利用氧化锆强度的种植体上部结构设计

　　另外，氧化锆因为其压倒性的高强度保障了在前牙区美学重现中的效果。正如以下的需要保证切缘强度的病例（**图2-4-6**），虽然也可以选择铸瓷，但在像种植体上部结构这样的力学条件较差的情况下，从临床的观点出发还是使用氧化锆会比较让人安心。

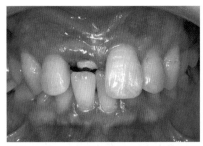

图2-4-6a　本病例中可见高度的深覆𬌗以及对颌牙的拥挤，所以要求种植体上部结构从牙颈部到切缘均有充足的强度。

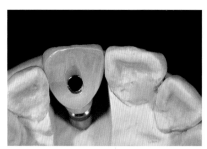

图2-4-6b　由于入路孔和𬌗关系的问题，设定整个舌面从牙颈部直到切缘均为氧化锆支持。

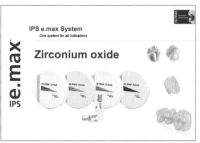

图2-4-6c　义获嘉伟瓦登特所销售的IPS e.max系统的氧化锆产品线。与现今的IPS e.max系列同样地配齐各种的不透明度（资料提供：义获嘉伟瓦登特）。

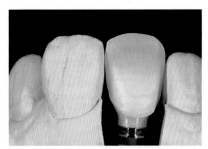

图2-4-6d　选择多层型的氧化锆，容易同时得到牙颈部的不透明度以及切缘部分的透明感。

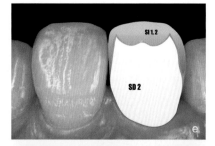
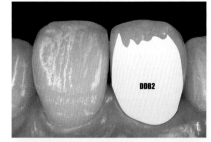
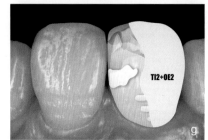
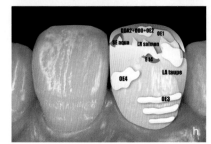

图2-4-6e～h　使用IPS e.max ZirCAD MT Multi制作唇面回切设计的基底，用IPS e.max瓷粉来进行多色堆瓷。

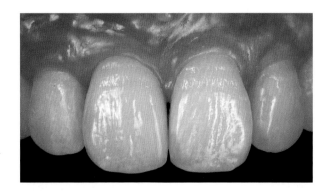

图2-4-6i　完成后的最终修复体。即使只在唇面进行堆瓷也达成了让人满意的色彩重现效果［主治医生：泷野裕行（泷野齿科医院牙周种植中心）］。

2. IPS e.max ZirPress的灵活运用

在IPS e.max系统中，有利用加压铸造技术的 IPS e.max ZirPress系统。这是在氧化锆基底上压铸 玻璃陶瓷的一种系统。可以通过染色法或者回切 法来完成（**图2-4-7**）。

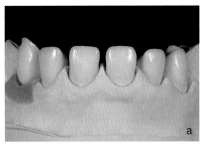 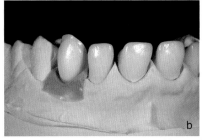 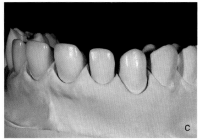

图2-4-7a～c　制作好的氧化锆基底。首先，作为氧化锆的表面处理，在其上涂布IPS e.max瓷粉ZirLiner并烧结，之后直接 在基底上进行蜡型制作，然后用一般的失蜡法来进行压铸。IPS e.max ZirPress的瓷块是白榴石型的玻璃陶瓷，回切量设定过 多会导致强度下降，因此在基底设计上要多加注意。

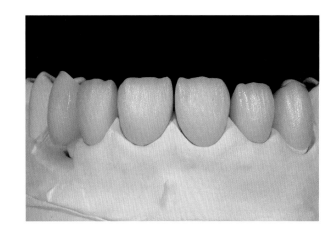

图2-4-7d　压铸后的状态。之后则使用IPS e.max瓷粉来 进行色调表现。

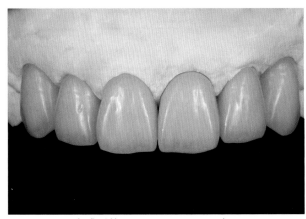

图2-4-7e　完成后的IPS e.max ZirPress全冠。

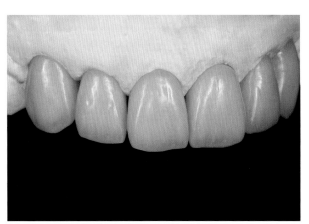

图2-4-7f　堆瓷量尽可能地保持在最低限度。

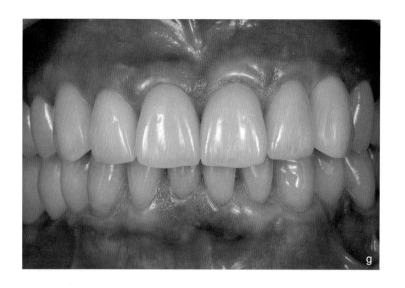

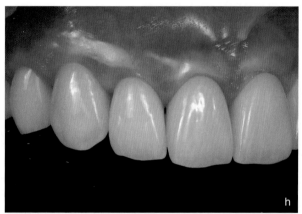
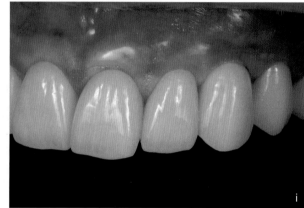

图2-4-7g～i 戴入后的最终修复体。通过IPS e.max ZirPress来制作，让临时性修复体能够高效地形态置换成最终修复体。

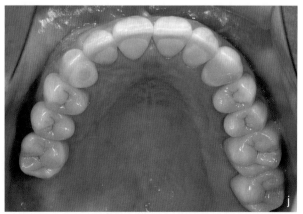
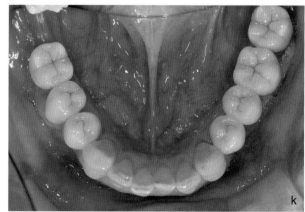

图2-4-7j、k 咬合面观。磨牙上的修复体是通过染色法制作的IPS e.max ZirPress全冠［主治医生：小田师巳（小田齿科医院）］。

3. 氧化锆全锆修复体的灵活运用

　　最后介绍一下称得上是现代潮流的氧化锆全锆修复体。近年来，高透光性多层型氧化锆的登场让全锆氧化锆的适应证范围扩展到了美学区域修复。表面固定铸瓷材料的方法让外部染色技术慢慢融合到氧化锆修复体的技师操作中，最终使得氧化锆全锆修复体成了世界瞩目的修复方法。各个厂商不断开发出新的染色系统也证明了这个潮流的到来。氧化锆的材料选择和染色法的色调

表现之间也存在着绝妙的相容性。譬如说，为了忠实地重现出天然牙那样的色调，复合组分多层型氧化锆会比起单组分多层型氧化锆更加贴近天然牙的结构，色调的设计也会更加合理（**图2-4-8**）。因此，氧化锆的材料选择和染色法的色调表现之间的组合出现错误的话，则会招致无法预期的失败结果。有必要去彻底地整理一下不同种氧化锆材料的适应条件（**图2-4-9**）。

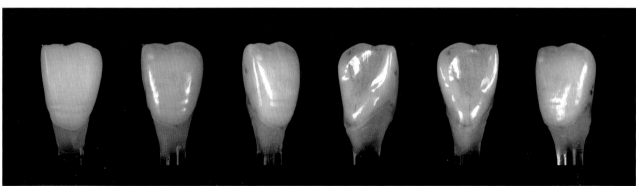

图2-4-8　使用3Y-TZP（1200MPa）和5Y-TZP（650MPa）的复合组分多层型氧化锆（IPS e.max ZirCAD Prime）的外部染色法全冠。牙颈部利用3Y-TZP的不透明度、切缘利用5Y-TZP的透明度来表现出自然的层次感。

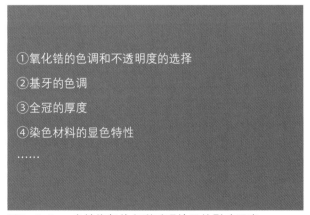

①氧化锆的色调和不透明度的选择

②基牙的色调

③全冠的厚度

④染色材料的显色特性

……

图2-4-9a　全锆修复体色彩重现效果的影响因素。

①涉及对侧同名牙的修复

②变色牙齿以及金属桩核等期待较高的有遮蔽效果的修复

③需要较高联结强度的修复

④厚度受到限制而影响到强度的修复

……

图2-4-9b　全锆修复体所适应的修复条件。

使用复合组分多层型氧化锆的全锆氧化锆全冠

这是一个特别要求美学重现效果的病例（**图2-4-10**），不仅需要遮蔽基牙颜色，其修复空间也受到了限制。从遮蔽性和强度的方面出发，铸瓷不能成为选项之一。所以，选择只有三个：染色法全锆氧化锆全冠、饰面瓷氧化锆全冠以及烤瓷金属全冠。因为没有充足的堆瓷空间，所以堆瓷法不能成为选项，只剩下全锆氧化锆修复体可以选择了。考虑到基牙颜色的遮蔽以及色彩重现效果，使用复合组分多层型氧化锆会比较妥当。

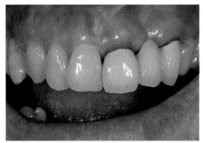

图2-4-10a 初诊时的状态。21-23上的是烤瓷金属固定桥。

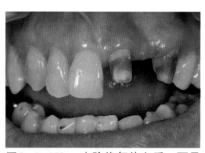

图2-4-10b 去除修复体之后，可见重度的变色。

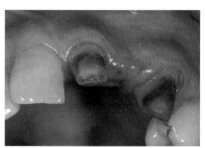

图2-4-10c 基牙是活髓牙，由于涂布过氟化氨银而发生了黑化。

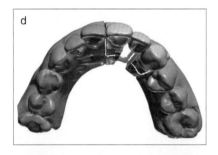

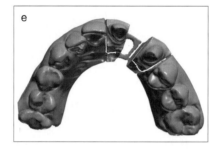

图2-4-10d、e 制作数字化蜡型后的状态，以及基牙之间的位置关系。从基牙的位置可以看出唇侧的修复空间非常受限。

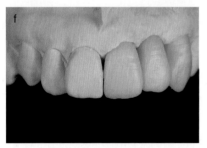

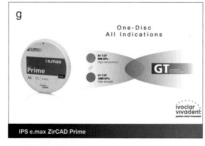

图2-4-10f 烧结后的状态。在色调选择时以上颌右侧切牙比较明亮的牙釉质部分为标准。

图2-4-10g 本病例选择了IPS e.max ZirCAD Prime。这是牙颈部由3Y-TZP（1200MPa）、切缘由5Y-TZP（650MPa）所构成的复合组分多层型氧化锆（资料提供：义获嘉伟瓦登特）。

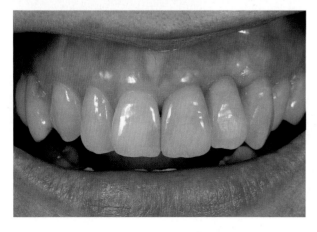

图2-4-10h 戴入最终修复体后的状态。没有受到基牙颜色的影响，获得了良好的修复结果。由于桥体的牙颈部特别厚，此处的不透明度很容易过高，所以在明度的表现上需要充分的注意 [主治医生：本乡哲也（本乡牙科工作室）]。

全牙列种植修复时全锆氧化锆的灵活运用

全瓷修复慢慢地渗透到日常临床诊疗中，而氧化锆的临床应用也已经有10多年的历史了。对于氧化锆材料，"仅仅是白色不透明"这样的早期印象已经在不知不觉中消失了，取而代之所留下的是"拥有高水准的美学性能以及令人信赖的强度、功能全面"这样的良好印象（图2-4-11～图2-4-13）。

与天然牙的力学结构有巨大差异的种植修复体的发展，离不开CAD/CAM技术以及氧化锆材料的发展在其背后强而有力的助推（图2-4-14）。

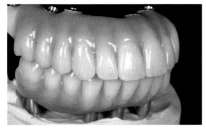 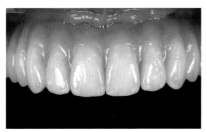 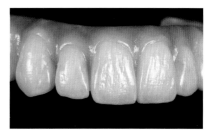

图2-4-11 使用传统型高强度氧化锆的病例。在牙冠部分进行了染色，而牙龈部分则进行了堆瓷。但氧化锆的反射很强，不知何故变成了缺少起伏变化的色调表现。

图2-4-12 透光性得到改良后的高透光型3Y-TZP，为了通过染色来表现出自然感，还是需要在烧结之前进行辅助性的上色。在这个时间点上仍然在摸索染色材料与瓷粉之间的相容性。

图2-4-13 氧化锆材料的选择和支架设计的改变，让笔者在经历很多病例之后慢慢注意到各种材料特性能够相辅相成的交叉点，所以为了得到更好的结果，追根究底的热情是不可缺少的。

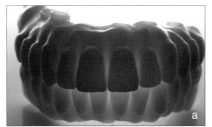 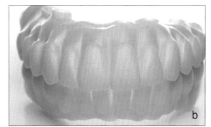

图2-4-14a、b DDBioZX^2（Dental Direkt，大信贸易）是一种透光性为40%，弯曲强度为1200MPa的高透光型氧化锆（3Y-TZP-LA）材料。确认其透光性的话，果然还是无法在较厚的部分对其透光性有太高的期待。但是，为了保证透光性而选择3Y以上的氧化锆材料的话会使弯曲强度下降，所以现在还是使用氧化锆与染色的组合设计作为标准［氧化锆支架的制作支援：藤松 刚先生（株式会社STF）］。

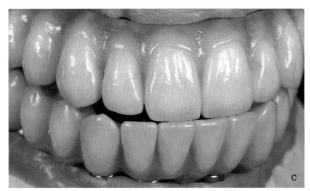 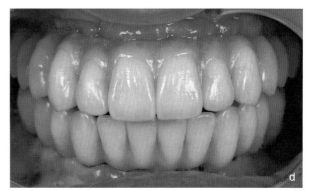

图2-4-14c、d 使用a、b中的氧化锆支架所制作的上下颌全锆氧化锆种植体支持修复体。牙冠部分用染色法来完成，牙龈部分的表层1mm左右堆塑了牙龈色陶瓷。这个方法不是为了让工作简单化而减少堆瓷量，而只是以最大限度灵活运用全锆氧化锆的长处为目的，尝试用最少的步骤来营造出高层次的美观性［主治医生：长尾龙典（长尾齿科诊所）］。

染色处理以及牙龈部分的完成

最后，介绍一下最大限度上发挥出全锆氧化锆长处的种植体上部结构的制作（**图2-4-15**）。首先，如果对氧化锆的强韧性和耐磨耗性有所担忧的话，那氧化锆对氧化锆的秴关系则可以消除这样的修复学层面上的担忧。在这种情况下，使用外部染色技术就足以提升其美观效果了。在种植修复中想要做到力量控制是非常困难的，修复范围越大当然越需要考虑力量控制。笔者也反复遇到上部结构的磨耗和折裂等问题，其原因是不稳定的牙尖交错位使得不同的部位引起了一些继发性的问题，这样的病例至今为止非常常见。在这里笔者会提出一种在上下颌使用全锆氧化锆的种植体支持固定桥的制作方法。笔者觉着这个方法是在最大限度上发挥全锆修复体的潜能的一种修复方式。

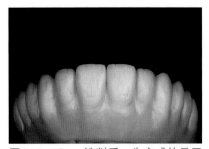

图2-4-15a 铣削后，先完成的是牙冠形态的再调整以及赋予表面纹理。

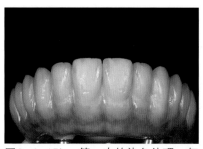

图2-4-15b 第一次的染色处理。氧化锆由于缺少红色，在基础染色的阶段就要在牙颈部补足红色。

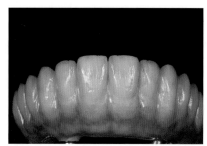

图2-4-15c 第二次的染色处理。从这里开始朝着目标色调，积极地提高彩度。

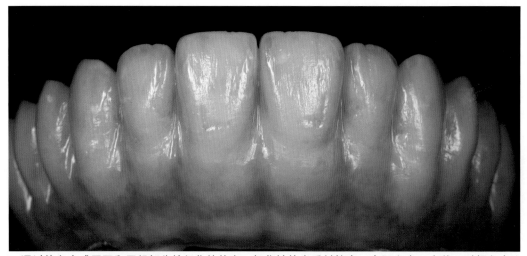

图2-4-15d 通过染色完成牙冠和牙龈部分特征化的状态。氧化锆的光反射较高，实际上在口内戴入时颜色会比口外所看到的颜色更加明亮，容易引起彩度明显下降的现象，所以需要在整体上进行稍微夸张的色调表现。

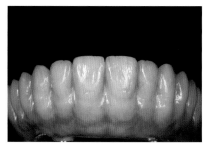

图2-4-15e 在进行牙龈部分的技师操作前，先要在牙冠以及氧化锆露出的部分用釉膏进行涂层并烧结。

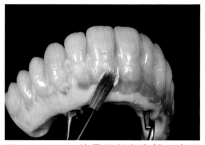

图2-4-15f 使用牙龈色瓷粉，在牙龈部分进行特征化处理。如果牙龈色瓷粉的堆瓷量过多的话，会使本来口腔内牙龈所拥有的不透明且明亮的特征变得难以表现出来。

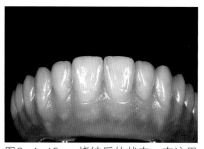

图2-4-15g 烧结后的状态。在这里开始赋予牙龈的表面纹理。另外，在微小修正牙冠形态和牙龈部分自动上釉时使用的是Add-on瓷粉（Cerabien ZR）。

图2-4-15h 牙龈部分的上釉处理结束后的状态。重现出了微妙的牙龈的凹凸感以及光泽。

图2-4-15i 最后是调节牙冠部分的光泽度。由于釉膏的硬度稍弱，所以使用较柔软的硅橡胶磨头（Silicon Onegloss，松风）。

图2-4-15j、k 通过Premier Implant Cement（Premier Dental，白水贸易）临时粘固在钛基底上。这个工作必须在确认用模型上进行。最初的时候，这种临时粘固材料主要是粘接型上部结构在口腔内试戴调整时使用，但现在只需要在氧化锆内面以及钛基底表面进行适度的喷砂处理即可以获得更加强大的临时粘固效果，所以不论是单颗牙修复或者是本病例这样的可摘结构均可以使用这个产品来进行半永久的临时粘固。

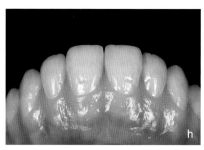

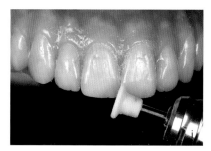

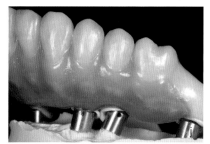

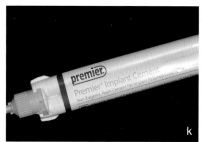

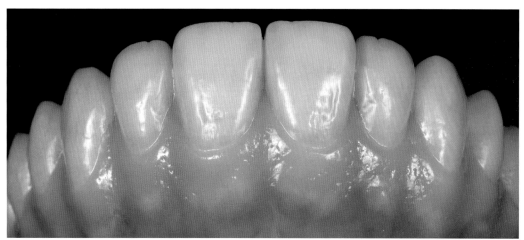

图2-4-15l 完成后的上颌种植体支持修复体。充分理解所使用的氧化锆的特性并激发其优势的话，可以获得拥有自然感的美学表现。这样的修复设计的长远效果还缺乏证据支持，今后需要一直随访观察，但笔者由此已经感受到了现代种植修复技师中存在着很大的发展可能性［主治医生：长尾龙典（长尾齿科诊所）］。

5 外部染色的概念

正如前面的内容所提到的，因为现在的全瓷修复材料兼备美观性和强度，所以使用外部染色的机会也大幅增加。

大家都会经历过修复体的折裂，偶然会在脑海中浮现出这样的疑问：即使使用了比天然牙釉质的弯曲强度更高的瓷粉，为何还是会损坏？是瓷粉自身有问题吗？是不是堆瓷这种技法本身就是容易出现技术性错误？是不是基底设计和修复体形态对力量的考虑不足？彻底查明问题的原因可能相当困难，每当亲眼看见陶瓷剥脱的状况时，总会觉得心中焦躁不安。虽然这么说，笔者也在临床技师工作中使用高强度全锆修复体材料的机会较多，实际上也是多亏了这些材料。

在这里，回顾一下外部染色技术普及推广的过程。作为推广全瓷修复的先驱，义获嘉伟瓦登特公司的IPS Empress系统仍然留在大家的记忆中。从这个时期开始，包括可铸造陶瓷系统，已经出现了利用外部染色来进行色彩重现的概念。但因当时的全瓷修复以玻璃陶瓷为主体，强度和可操作性均面临问题，所以在此之后以氧化铝为基础的时代慢慢变革成为以氧化锆为基础的时代。当时，透光性极低的氧化锆是主流，主要角色是作为瓷粉堆塑的基底材料。此后，以二硅酸锂为主体的IPS e.max Press和拥有高透光性的氧化锆的研发不断向前迈进，与此同时外部染色技术的概念和技术方法也不断地成熟了起来。

这里展示一下外部染色技术的界限以及可能性，但必须要理解到，这个技法在能够三维方向上进行色调表现的分层堆塑技术面前仅仅是一个二维方向上的色调表现技法而已。另外，即使使用的是多层型的铸瓷和氧化锆，基本上也只是单一的材料而已，色调的层次感容易变得单调。所以，想要使用外部染色来完全重现出天然牙般的深层次感的色调，是有一定的物理界限的。还有就是染色的烧结次数变多，肯定无法成为万能的一种色调表现方法，希望大家要明白这样的一个前提。

综上所述，在本节中要介绍利用外部染色的在色调表现中的概念。另外，这个概念在铸瓷和氧化锆两者身上是共通的。

1. 利用对比效果的色调表现

在这里解说一下利用对比效果的外部染色的色调表现。首先，对全锆全冠修复体进行染色通常需要和全瓷修复一样地考虑基牙颜色以及参考牙的色调来选择透明度。即使是高透光性氧化锆也不能够实现像铸瓷那样的高透光性，但因为有着和牙釉质不同的折射率，所以不需要过度地考虑来自基牙颜色的影响。另外，两者的共通：

①原材料的透明度；

②染色材料的显色；

③表层的质感。

均需要充分小心地进行操作。这些都是相互关联的事项，是激发出染色技术效果的重要因素。

天然牙的色层分析

首先，拥有较高不透明度的修复材料的基础明度是不可能通过染色技术来实现大幅度调整的。因此，全锆修复体的材料选择对于色调表现来说是一项重要的工作。

另外，作为技术上的处理方式，可以灵活运用基底材料的不透明度来表现出相似的透明感以及赋予彩度的强弱，通过操控颜色的对比效果（Contrast）来表现出色层的层次感。在色调表现时，首先需要正确地捕捉到参考牙的色层，再以此为基础加入颜色的浓淡来产生对比效果。在这里简单介绍一下天然牙色层的捕捉方法（**图2-5-1**）。

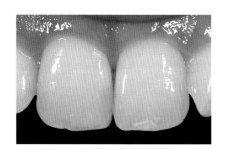

图2-5-1a　天然牙的色调样板。用插图来解说一下上颌右侧中切牙的色层结构。

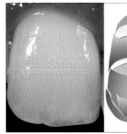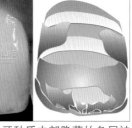

图2-5-1b　牙釉质内部隐藏的色层被分离抽出的状态。不管用何种重现技法，在色彩重现时能否把握住这些色层是非常重要的。另外，也必须要理解如何在三维方向上层层叠加来实现色彩构成。

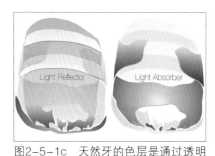

图2-5-1c　天然牙的色层是通过透明层和不透明层之间绝妙的层次变化来构成的。左图（Light Reflector）是促进光反射的不透明层，而右图（Light Absorber）则是可见光线穿透的透明层。两者各自重叠的区域则是不透明层与透明层相互交织，接近半透明层的状态。这些色层分布的印象，在利用染色的特征化以及颜色叠涂顺序的参考时有重要作用。

颜色的对比效果

颜色的对比现象指的是同时观察相邻的两种颜色时，颜色的差异会变得更加显眼的一种现象。这是一种绘画中的表现技法，在牙科技师的染色操作中也是非常有效的，笔者想把它作为一种颜色表现的理论进行介绍（表2-5-1）。

表2-5-1　外部染色时可用的颜色对比效果

明度对比			明度不同的两种颜色并列时，较亮的颜色会看起来更加明亮，较暗的颜色会看起来更加昏暗
彩度对比			彩度较高的鲜艳颜色与彩度较低的混浊颜色并列时，鲜艳颜色会看起来更加鲜艳，混浊颜色看起来更加混浊
色相对比			色相不同的两种颜色并列时，两种颜色各自会看起来向着色相环的相反方向移动
冷暖对比			红色是最暖的颜色，蓝色是最冷的颜色，而在中间的色相则会因为相邻的色相而相对看起来更暖或者更冷。冷暖对比也暗示着远近
互补色对比			观察相邻的两种互补颜色时，看起来互相的彩度有所增加的现象。两种颜色之间的明度差越少，互补色对比的效果越大
边缘对比			两种颜色相邻时边缘部分的明度差会被强调
面积对比			面积越大其颜色的性质会显得越强，明亮的颜色会看起来更明亮，昏暗的颜色会看起来更加昏暗

色彩调和的方法

接下来，作为一种色彩的应用理论，笔者想稍微介绍一下美国的色彩学者Deane B. Judd所提出的色彩调和理论。Judd在1955年把色彩调和论的4个原理进行了总结。

· 秩序原理：根据一定的法则有规律地选择的颜色会调和；

· 亲近性原理：自然界可见的颜色变化、日常常见的颜色之间会调和；

· 类似性原理：具有共通性的配色会调和；

· 明了性原理：明快且拥有对比效果的颜色组合会调和。

其中，笔者想介绍一下使用色相环的秩序原理。在这里笔者希望大家把牙冠的唇侧看作是一幅油画布来想象一下染色时的配色。秩序原理指的是，色相环中存在着几何学位置关系的配色会调和。这特别提示了与牙冠的染色工序相关的几种配色方法。根据所表现的色调，只要把这几种配色方法巧妙地组合，则可以获得自然的色调表现。因此，选择适当的色调，遵循色彩的秩序来追求对比效果，可以完成出更具深意的色调。

<牙颈部色的配色方法>

Identity

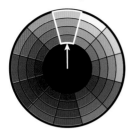

只使用同种色相的颜色来配色。色相的个性得到全面地释放，但因为缺少色差而给人安静且成熟的印象，容易变得单调。

Analogy

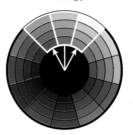

色相环上相邻的颜色所制做出的配色。容易获得柔软的印象，与Identity相比能够避免过于单调。

Intermediate

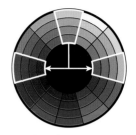

使用色相环上相互位置成90°的颜色制做出的配色。色相具有中等程度的对比，平衡性较好，也有稳定感。

<切缘色的配色方法>

Complementary

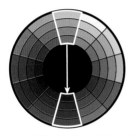

色相环上在对侧位置，有互补色关系的颜色进行组合，冲击感较强。

Split Complementary

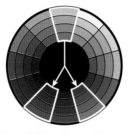

使用互补色两侧颜色的三色配色。不会太过浮夸，比Complementary更加调和。

<牙冠整体的配色方法>

Triad

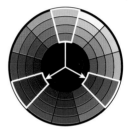

色相环中三等分位置的三色配色，是获得平衡的配色组合。也可以更加细分化来进行适应，网罗了牙齿所拥有的基本色相。

在全锆氧化锆上的应用

最后，解说一下IPS e.max ZirCAD Prime上使用IPS Ivocolor的染色步骤（图2-5-2、图2-5-3）。

■牙颈部的染色

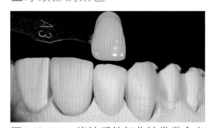

图2-5-2a 烧结后的氧化锆常常会出现压倒性的红色不足，所以作为在牙颈部光反射较强的3Y-TZP区域内的基础染色，在SD 2中少量混入E21来进行底面处理。

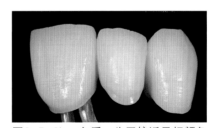

图2-5-2b 之后，为了接近目标颜色以SD 1为基调，为了在牙颈部赋予层次感效果而加入SD 2来调节彩度。使用相邻的色相让单调的Identity状态向Analogy的状态靠近，以获得色相对比。

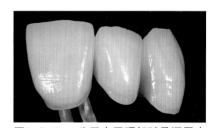

图2-5-2c 为了在牙颈部赋予深层次感，在SI 2中少量混合E20，从过渡到邻面的凹面区域涂布到最膨隆的部位周围。这样可以构筑起Intermediate的关系，产生出中等程度的对比效果，让明度最高的牙颈部最隆起部位展现出颜色的纵深。

■切缘的染色

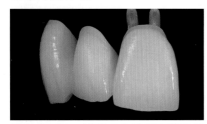

图2-5-2d　以SI 2为基调来营造出切缘的透明感。另外，在表现切缘结节时，为了利用基底的氧化锆本身的显色，避免了切缘结节来进行染色。在切缘中央附近为了赋予乳光效果，涂布了SD 2。因为在这里就产生了Complementary的关系，所以尽可能地避免颜色与SI发生混合。

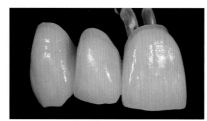

图2-5-2e　切缘结节的表现则根据色调尽可能地选择显色较强的染色材料。在这里使用以SD 0为基础并修正了彩度的染色材料在近远中方向进行分割。此时，相邻的透明层部分的色调也会同时修正。另外，在需要加强切缘结节表现的情况下会反复多次进行这个工作。

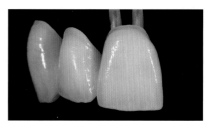

图2-5-2f　为了在切缘结节和相邻的透明层之间加入明显的明度对比和冷暖对比，使用E 1和SI 1来强调对比。切缘结节的色调与紫色和蓝色进行配色，让Split Complementary关系得以成立，切缘部分加入了温暖而又柔和的表现。另外，在切缘晕圈的表现上选择E 2等不透明色，通过加入明显的边缘对比让切缘侧的深层次感得到展现。

■牙釉质层的染色与完成

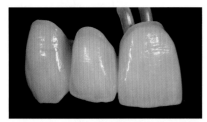

图2-5-2g　表现内部结构的染色工作完成后，最后用牙釉质色来进行全体的涂层。根据目标颜色的设定，在这里使用E 2作为基调，少量加入E 1来调合成牙釉质色。

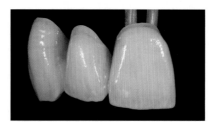

图2-5-2h　有需要的话，在牙釉质表面进行特征化。此后，用Glaze Paste FLUO釉膏进行上釉涂层并最终完成。

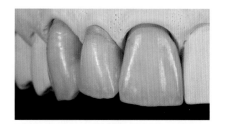

图2-5-2i　完成后的IPS e.max ZirCAD Prime全锆固定桥。为了不让质感变得单调在最终完成时进行了质感调整，这是从内部产生出深层次感的一项重要工作。这样可以在牙釉质表现层中给予一些混浊，发挥出像磨砂玻璃那样的效果，让内层展现出更复杂的效果。

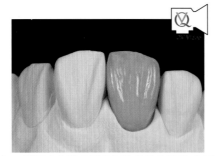

图2-5-3a　视频［全锆全冠修复体的染色技术 ①铸瓷］。

　　以老年人牙齿的样子为参考，对IPS e.max Press HT A 1瓷块进行了染色的样品。

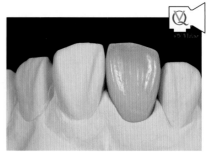

图2-5-3b　视频［全锆全冠修复体的染色技术 ②氧化锆］。

　　以年轻人牙齿的样子为参考，对IPS e.max ZirCAD Prime A 1进行了染色的样品。

2. 对于不同特性的氧化锆的外部染色实验

在这里，介绍一个关于各种不同特性氧化锆的外部染色的实验。

本实验准备了成分或色调设计不同的11种氧化锆全冠，并对外部染色的效果和特征进行了独立的评估（**表2-5-2**）。本实验不是为了证明谁优谁劣，而是为了让大家理解，即使使用同样的染色材料，根据氧化锆的特性不同，其染色效果也会不同。另外，希望大家理解的是，在色彩重现中一定会多少产生些误差。

实验内容 （实验协助、资料提供：株式会社STF）

- ·对不同特性的11种氧化锆全冠进行外部染色

- ·使用色调相当于A 1的氧化锆

- ·在牙颈部使用IPS Ivocolor SD 2，在切缘使用IPS Ivocolor Sl 1、Sl 2

- ·总共进行两次染色，SD 2涂布两次、Sl 2涂布两次、远中转角区域Sl 1涂布一次

- ·尽可能让染色材料的涂布量一致，在同样条件下烧结并进行拍摄

实验目的

- ·探寻染色材料在各种氧化锆的色彩重现中的相容性

- ·探寻各种氧化锆色调的相互比较和特征

- ·证实每种氧化锆在染色后的显色效果均不同

- ·对染色后的各种氧化锆进行色调评估

表2-5-2　各种全锆氧化锆的外部染色效果

	①DDBioZX^2 A1	②DDcubeONE ML A1	③DDcubeX^2 A1	④DDcubeX^2 ML A1	⑤LUXEN Multi Premium MA1	
氧化锆的分类	高透光性TZP	单组分多层型高透光性TZP	高透光性TZP	单组分多层型高透光性TZP	复合组分多层型	
成分	3Y-TZP	4Y-TZP	5Y-TZP	5Y-TZP	M4Y-5Y（PSZ）	
透光率	40%	45%	49%	49%	40%~47%	
弯曲强度	1250MPa	1000MPa	750MPa	800MPa	600~1200MPa	
烧结前						
一次烧结后						
二次烧结后						
上釉烧结后						
明度确认						
评估	整体比较不透明，从牙颈部到切缘的色调抑扬变化较少。因为是以牙本质色为基础、整体稍带黄色的色调设计，适合作为堆瓷用的基底	与①比较的话，可见整体稍稍带有红色，通过提高透光性和改变牙釉质色，可以做到良好的色彩重现。但是，还是残留有与①近似的不透明感	49%的透光性是最高的，整体评估与④一样，在染色之后给人感觉稍有暗淡。但是切缘展现出自然的透明感	拥有与③同等的透光性，因为与②同样稍带有红色，也有较为明亮的牙釉质色层，所以没有③那么的暗淡。①~④相互比较的话这是全锆材料中色彩重现效果最高的	因为是复合组分多层型，可以达成非常自然的色彩重现。另外，因为不像④那样的单组分，所以容易从牙颈部到切缘赋予对比效果。牙颈部的颜色也有恰到好处的红色感	

⑥LUXEN Enamel E1	⑦Sakura Super Light R	⑧Lucent Supra A1	⑨Lucent FA 5L Light	⑩Tanaka Enamel Multi-5 A1	⑪IPS e.max ZirCAD Prime A1
高强度PSZ	未公开	复合组分多层型	单组分多层型高透光性PSZ	复合组分多层型	复合组分多层型
4Y-PSZ	非公表	M3Y-5Y（TZP-PSZ）*中间层4Y-TZP	M5Y（PSZ）	M4Y-5Y	M3Y-5Y（TZP）
40%	45%以上	37%~44%	34%~44%	45%~49%	43%~49%
1100MPa	1200MPa以上	1034~1454MPa	1000MPa以上	800MPa和1100MPa	650MPa和1200MPa
与⑤相比，可见较高的不透明度，整体类似于牙釉质的色调，并且拥有白色且明亮的特征。由于其较高的不透明度和光发射性，染色后可见少许的光晕般的效果，对色彩重现的效果产生一些影响	整体上强调红色的色调设计，适合用于A色号和D色号的色彩重现。它也拥有适度的不透明度，无须担心明度下降，可以获得稳定色彩重现效果	所有实验材料中不透明度最高的。因为是复合组分多层型，既能保证一定的明度也能展现出适度的透明感。色调中可见隐约的红色	色调设计与⑧相似，但透光性较高也带有一定的红色，整体的阴暗感与③相似。然而⑨所拥有的高透光性相当美丽，可以展现出多种根据参考牙的色调设定的可能性	与⑤相同，拥有稳定的渐变效果。而透光性较高的设定，让它比起⑤具有更强的透明感。另外，与⑧和⑪这种牙颈部色以3Y作为基础的氧化锆相比，牙颈部色不会过度显白	与⑩相同，在切缘处有49%的高透光性，因此切缘的特征化比较容易。另外，在牙颈部也比⑧的透光性更高，不会感觉到明度不足

实验结果

从实验结果可以看出，色彩重现出现了各种各样的不同结果。虽然使用的氧化锆本身也有不一样的色调设计，但其中也存在着相当近似的色调结果。若参考牙的色调也被设定好的话，这些特性的差异很可能会带来非常微妙的不协调。所以，需要一定的技术来修正这些误差。因此，全锆氧化锆修复体的色彩重现中重要的是：

①氧化锆的色调和不透明度选择；

②基牙的色调；

③牙冠的厚度；

④染色材料的显色特性等。

这些因素应该得到充分的考虑。同时，也应该充分考虑强度和材料组成，使之能够适应病例的要求。

临床应对

通过本实验的结果可以知道，应对临床问题的启发来源于对氧化锆的成分和色调特性的熟知程度。让色彩重现变得困难的主要因素包括：

①氧化锆的不透明度与透明度；

②氧化锆的色调；

③染色材料的显色性。

在这里展示几种不同的临床应对的方法。

不透明度高的氧化锆的应对方法

在氧化钇稳定的氧化锆（YSZ）之中，具有高强度的3Y-TZP会展现出较高的不透明度。不透明度较高的氧化锆比较适合用于牙颈部的明度重现，但切缘透明感的重现则会存在困难。另外，氧化锆的不透明度太高的话，会和氧化锆所拥有的较高的光反射性相互作用，色调如同曝光过度般变成一片白色，弱化了外部染色的效果。因此，为了让氧化锆的显色变得更加柔和，需要选择显色较弱的染色材料和稍微更强的彩度表现。另外，对于切缘部分，染色法无法满足美学要求的情况下可以进行局部回切并堆塑瓷粉。

透明度高的氧化锆的应对方法

部分稳定氧化锆（PSZ）之中，氧化钇含量增高的4Y和5Y会展现出较高的透光性。对透光性较高的氧化锆进行染色时，涂布的次数增加可能会导致明度下降，因此应该尽可能预先选择与参考牙相当的色调，并使用显色较强的染色材料。如果是单层型氧化锆，常常要考虑是否需要在牙颈部进行局部堆瓷。

氧化锆的色调修正和染色材料选择

全锆修复体的色调修正比铸瓷要难很多。其理由是，本来就拥有比铸瓷更高不透明度的氧化锆，增加其厚度会同时增加不透明度，导致色调也显著地变深。正因为色调修正存在着界限，所以氧化锆的色调选择最为关键。从实验材料可以看出，各种氧化锆的色调设计均不同，即使是A1却呈现出与A2相当的彩度，从A系统转变成B系统的色调，色调中出现红色带等，在染色之前各自的条件已经不一样了。因此，应该选择其显色最适合氧化锆色调的染色材料，单纯使用一个系统的染色材料很难应对各种各样的情况。

参考文献

1 牙冠美学的理解

[1] 土屋賢司. 包括的治療戦略—修復治療成功のために—. 東京：医歯薬出版, 2010.

[2] Ackerman JL, Ackerman MB, Brensinger CM, Landis JR. A morphometric analysis of the posed smile. Clin Orthod Res 1998；1（1）：2-11.

[3] Lombardi RE. The principles of visual perception and their clinical application to denture esthetics. J Prosthet Dent 1973；29（4）：358-382.

[4] Preston JD. The golden proportion revisited. J Esthet Dent 1993；5（6）：247-251.

[5] Magne P, Belser UC. Bonded Porcelain Restorations in the Anterior Dentition. Illinois；Quintessence Publishing, 2002.

[6] 山﨑長郎. エステティック クラシフィケーションズ 複雑な審美修復治療のマネージメント. 東京：クインテッセンス出版, 2009.

[7] 上條雍彦. 日本人永久歯解剖学. 東京：アナトーム社, 1962.

[8] 内藤孝雄. 日本人永久歯の解剖から得られた歯列. 咬み合わせの科学 2010；30（1-2）：18-25.

2 考虑天然牙显色的色调表现方法

[1] 山本眞. ザ・メタルセラミックス. 東京：クインテッセンス出版, 1982.

[2] 片岡繁夫. Harmony 質感. 東京：クインテッセンス出版, 2005.

[3] 左巻健男（監修）, 桑嶋幹, 川口幸人（編著）. 光と色の100不思議. 東京：東京書籍, 2001.

[4] 山川倫央. 光る石ガイドブック—蛍光鉱物の不思議な世界. 東京：誠文堂新光社, 2008.

[5] 技術情報協会. ＜エレクトロニクス用＞最新 機能性色素大全集～更なる高機能化・高性能化を目指した各種応用技術の全て～. 東京：技術情報協会, 2007.

[6] シーエムシー出版編集部（編）. 機能性顔料の技術. 東京：シーエムシー出版, 2004.

[7] 日本色彩学会（編）. 色彩科学事典. 東京：朝倉書店, 1991.

[8] 松原聰. ダイヤモンドの科学 美しさと硬さの秘密. 東京；講談社. 2006.

[9] 千々岩英彰. 色彩学概説. 東京：東京大学出版会, 2001.

[10] 近藤恒夫. 色彩学. 東京：理工図書, 1992.

3 使用铸瓷材料时的色调设计

[1] Bazos P, Magne P. Bio-Emulation: biomimetically emulating nature utilizing a histoanatomic approach; visual synthesis. Int J Esthet Dent 2014；9（3）：330-352.

[2] Gerard J Chiche, 青嶋仁（著）, 蓮見禎彦（訳）. スマイルデザイン 歯科医師、技工士、患者のためのガイド. 東京：クインテッセンス出版, 2006.

4 使用氧化锆材料时的色调设计

[1] 伴清治（編著）. CAD/CAMマテリアル完全ガイドブック 臨床に役立つ材料選択と接着操作. 東京：医歯薬出版, 2017.

[2] 関錦二郎. 歯肉色再現法 Anatomical gingival shading technique. QDT 2018；43（10）：68-89.

5 外部染色的概念

[1] 福田邦夫. 色彩調和論. 東京：朝倉書店, 1996.

[2] 白石大典, 土屋雅一（編）. 月刊「歯科技工」別冊 モノリシックジルコニアのいま 口腔内スキャナー, CAD/CAMとの親和性の高い補綴装置の可能性を探る. 東京：医歯薬出版, 2018.

[3] 都築優治. 天然歯の発色を考慮した色調表現. QDT 2013；38（1）：94-116.

[4] 佐々木正二. 分光反射率を考慮した IPS e.max Pressにおける陶材築盛方法. QDT 2015；40（6）：95-117.

第3章

Achievement of Pink Esthetics

牙龈美学的获得

　　牙科美学的另一个重要概念是牙龈美学。牙龈美学不是单纯地指形态和质地上的美感，更要以牙周组织的健康程度作为首要的评估标准。因此，在获得牙龈美学的过程中，正确的牙周治疗以及制作可以长期维持牙周组织稳定健康的修复体是关键。另外，牙龈美学能够更加衬托出牙冠美学效果，两者的美学条件均得到满足时，可以让口唇部显得更加健康并极具自然美感。所以，应该重视包含外科手术以及正畸治疗在内的多学科治疗方案，这样可以让修复体的精度更高，并大幅度提升美学效果。

　　本章将会详细解说以获得牙龈美学为目标的修复学概念。

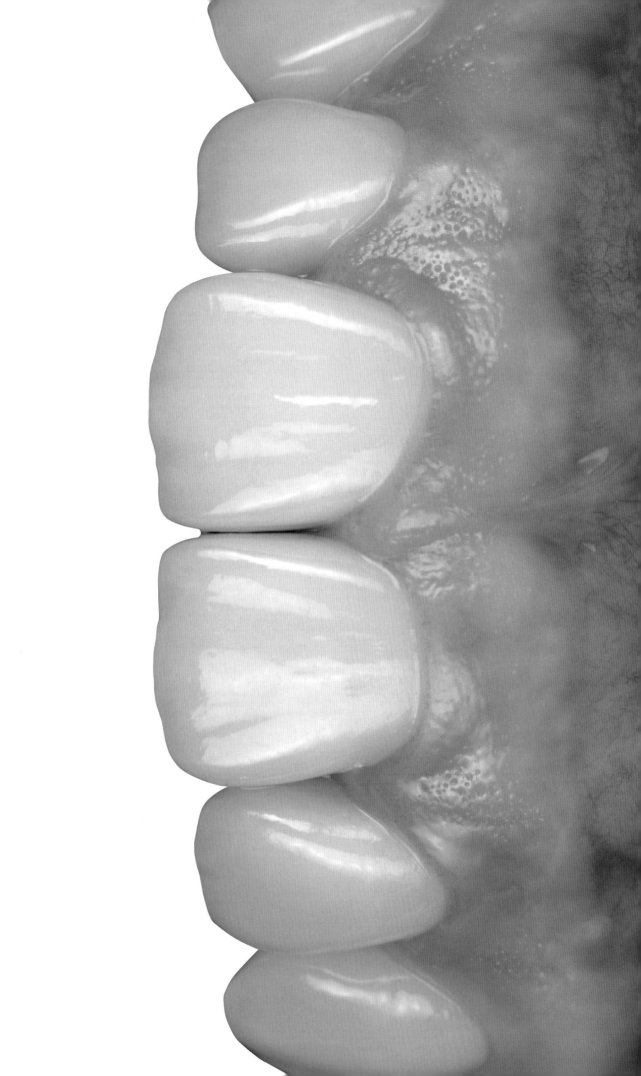

1 牙龈美学的理解

在现代牙科学当中想要通过前牙修复获得美学效果，不仅要重现出美观的牙冠，还必须要把牙龈美学的维持与改善，牙龈与唇部和颜面部之间的协调等多种多样的因素进行综合考虑。另外，修复过程一定会受到术者先入为主的观念影响，但在笔者看来，自己的主观意念是如何与客观的美观感觉得到融合才是真正深奥的。例如，对于"我想让前牙变得更美"这样的主诉，究竟如何去回应患者才是最好的呢？患者所描述出的理想状态和医生所描述出的理想状态之间必然会存在大量的错位，如何去一步步地将两者相互贴近则是成功的捷径。此时，最需要的不是感觉和经验，而是有根有据的、明确的标准。正因为患者想要这样的可以说清道楚的应对方法，所以现在美学牙科才会成为一门科学。

在这个部分中，为会介绍获得完成度更高的美学修复所必不可少的评价标准。

前牙修复时必需的美学评估标准

美丽且健康的口部主要与三个因素密切相关。第一个是临床牙冠，第二个是牙龈，然后第三个是唇部与上述两者的关系。另外，这三个因素也受到牙列的形态、上下颌骨的位置关系还有面部肌肉（表情肌）等因素的影响，容貌和年龄、性别处于协调的状态才能孕育出独特的个性[1~3]。本项，会一边介绍文献，一边详细地解说与前牙美学相关的评估标准。

1. 包含唇部的牙冠—牙龈的相对评估

口部的均衡结构必须包括唇部。最适当的笑线是由前牙切缘的连线（Facial Cusp Line）和下唇线的协调来形成的，上唇线的位置会决定上颌的牙冠和牙龈暴露量，不同的人种和年龄会有不同的表现[4~6]。另外，上下唇之间展示着很多的美学参考标准（切牙中线、龈缘水平、龈缘连线、龈乳头，邻接区、切缘曲线、牙轴、牙冠大小、牙冠形态、色调等）（**图3-1-1**），这些标准的全体平衡决定了口部的美丽程度。

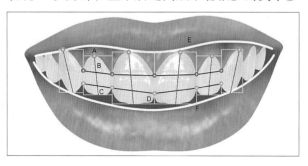

A：龈缘顶点

B：龈乳头

C：牙轴

D：邻接区

E：上唇线

F：下唇线

图3-1-1　在口唇部展现的美学标准线（引自参考文献7，有改动）。

2. 笑线与牙冠暴露量

1984年，Tjan AH[8]等介绍了以微笑时牙冠暴露量为关注点的笑线定义（**图3-1-2**）。这是根据454位20~30岁的受试者（男性207位，女性247位）的统计数据所得出的分类。

均衡笑线	高笑线	低笑线
・临床牙冠暴露75&~100%的状态	・临床牙冠暴露100%，并且牙龈也处于露出的状态	・临床牙冠暴露少于75%的状态
・大约占全体的69%	・大约占全体的11%	・大约占全体20%

图3-1-2 Tjan AH等[8]提出的笑线定义。

3. 笑线与牙龈暴露量

2012年，Hochman MN[9]等提出了以微笑时牙龈暴露量为关注点的笑线定义。在420位10~89岁的受试者中，关注有无牙龈暴露的牙龈笑线（Gingival Smile Line，GSL）和有无龈乳头暴露的龈乳头笑线（Interdental Smile Line，ISL）来做统计分类（**图3-1-3**）。

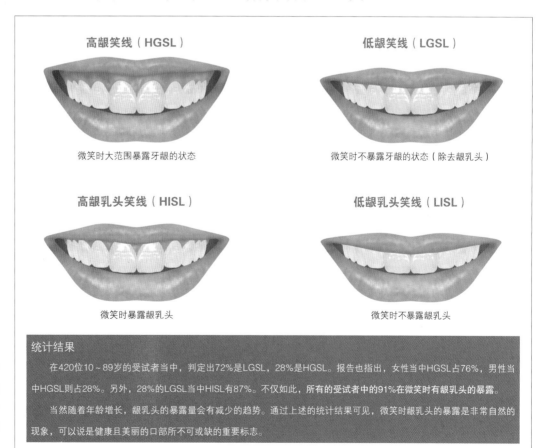

高龈笑线（HGSL）

微笑时大范围暴露牙龈的状态

低龈笑线（LGSL）

微笑时不暴露牙龈的状态（除去龈乳头）

高龈乳头笑线（HISL）

微笑时暴露龈乳头

低龈乳头笑线（LISL）

微笑时不暴露龈乳头

统计结果

在420位10~89岁的受试者当中，判定出72%是LGSL，28%是HGSL。报告也指出，女性当中HGSL占76%，男性当中HGSL则占28%。另外，28%的LGSL当中HISL有87%。不仅如此，所有的受试者中的91%在微笑时有龈乳头的暴露。

当然随着年龄增长，龈乳头的暴露量会有减少的趋势。通过上述的统计结果可见，微笑时龈乳头的暴露是非常自然的现象，可以说是健康且美丽的口部所不可或缺的重要标志。

图3-1-3 Hochman MN等[9]提出的以微笑时牙龈暴露量为关注点的笑线分类以及统计结果。

露龈笑（Gummy Smile）（图3-1-4）

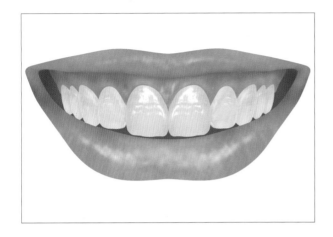

图3-1-4　微笑时牙龈的暴露量超过3mm的状态定义为露龈笑，需要进行牙周成形手术或者正畸治疗以改善美学平衡[10-11]。

临床应用

作为前牙修复体制作时一个必需的口内情况信息，可以要求牙科诊所方面提供记载有微笑时牙冠和牙龈暴露量的资料。特别是在口唇—牙龈—牙冠的均衡结构中，龈乳头的位置非常重要，必须充分了解上唇运动的范围。正如**图**3-1-5那样，如果能够展示出相对于牙冠的龈乳头位置关系（A-B-C）以及这些龈乳头相对于上唇的位置关系的话，通过以A-b·B-c这样的形式进行设计的样式化，可以很简洁地传达患者的口内信息，作为医技沟通的一种手段是非常有效的。

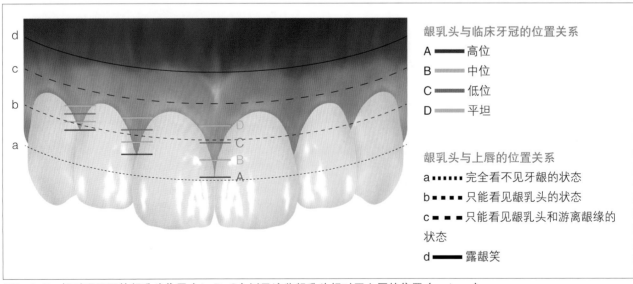

龈乳头与临床牙冠的位置关系

A ━━━━ 高位
B ━━━━ 中位
C ━━━━ 低位
D ━━━━ 平坦

龈乳头与上唇的位置关系

a ••••• 完全看不见牙龈的状态
b ▪▪▪▪ 只能看见龈乳头的状态
c ▪ ▪ ▪ 只能看见龈乳头和游离龈缘的状态
d ━━━ 露龈笑

图3-1-5　相对于牙冠的龈乳头位置（A-B-C）以及这些龈乳头相对于上唇的位置（a-b-c）。

牙弓形态与笑线的关系（图3-1-6）

牙弓形态

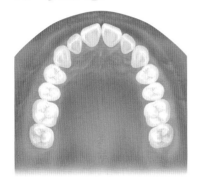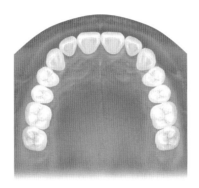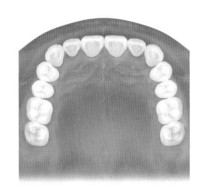

微笑曲线

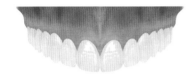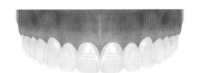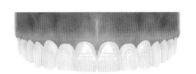

| 尖圆形 | 卵圆形 | 方圆形 |

牙弓形态	微笑曲线	笑线	咬合平面	暴露牙齿数量
尖圆形	陡峭	高笑线	陡峭	较多
卵圆形	一般	均衡笑线	平均	正常
方圆形	平坦	低笑线	平坦	较少

图3-1-6 Ackerman等[12]把微笑曲线[13]（上前牙切缘所形成的曲线）作为决定性要素，报告了上颌咬合平面的倾斜度与牙弓形态两者间存在关联。另外，相对于法兰克福平面（眼耳平面），上颌咬合平面的倾斜度增加时，上颌前牙的暴露量会增加，此时与微笑曲线之间的协调会变得更加良好。这证明了牙弓的形态（尖圆形、卵圆形、方圆形）与前牙的暴露量之间存在密切关联。另外，当牙弓变得狭窄时，微笑曲线也会呈现出强弯曲的形态（引自参考文献12，有改动）。

4. 牙冠美学与牙龈美学的评估

在进行美学修复时，不仅需要重现出美观的牙冠，牙龈美学的重要性也是不言而喻的。

在2005年Fürhauser等[14]提出的评估牙龈美学的红色美学（Pink Esthetic）概念不断传播。在

2009年Belser等[15]在此之上再追加牙冠的美学评估项目（**图3-1-7**）。虽然这些都是作为前牙区单颗牙种植修复时的美学重建指标，但也是在一般美学修复中有用的概念。

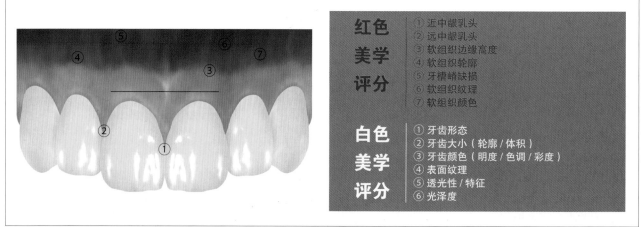

红色美学评分	① 近中龈乳头
	② 远中龈乳头
	③ 软组织边缘高度
	④ 软组织轮廓
	⑤ 牙槽嵴缺损
	⑥ 软组织纹理
	⑦ 软组织颜色
白色美学评分	① 牙齿形态
	② 牙齿大小（轮廓/体积）
	③ 牙齿颜色（明度/色调/彩度）
	④ 表面纹理
	⑤ 透光性/特征
	⑥ 光泽度

图3-1-7　红色美学评分（Pink Esthetic Score，PES）和白色美学评分（White Esthetic Score，WES）。这是Fürhauser[14]和Belser[15]等所提倡的牙龈和牙冠的美学评估项目。进行美学修复的过程中，需要从多学科的角度出发，不仅仅满足于这些项目，而是孜孜不倦地去追求更加理想的状态。

5. 牙龈框架

作为连接牙冠与牙龈的标准线，存在着一个叫作牙龈框架[16]（Gingival Framework，GF）的概念。对于牙龈框架的考量，在追求结构均衡的牙冠—牙龈美学时非常重要，同样地切缘框架[16]（Incisal Framework，IF）也会明显影响口部的个

性以及给人的印象（**图3-1-8**）。而GF与IF之间的距离则是临床牙冠长度在平均值时比较理想。牙龈框架与切缘框架最好能够与前述的标准线达到一定程度的协调。

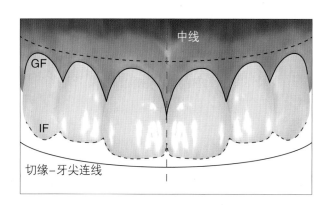

—— 牙龈框架
---- 切缘框架

图3-1-8　在牙列上描绘出的牙龈框架与切缘框架。以正中为界的左右对称性以及与后续牙齿之间的连续性决定了牙列的美学要素。另外，牙龈框架和切缘之间的距离感与均衡也同样影响美学效果（引自参考文献17，并作图）。

牙龈框架的评估

牙龈框架主要分为3个类型（规则型、不规则型、平坦型）（表3-1-1、表3-1-2）。把龈缘顶点和龈乳头作为主要标记点，评估这些标记点的连线的左右对称性和连续性。其中，最能给美观带来不良影响的是不规则型，因此为了获得理想的牙冠与牙龈美学效果，包含外科手术和正畸治疗的多学科治疗方案必不可少（图3-1-9）。

表3-1-1　牙龈框架的分类定义及临床处理。为了获得更良好的美学修复结果，必须同时考虑牙冠美学和牙龈美学。但是，单纯的修复本身在临床应对范围上有所限制，因此作为修复前准备，正畸治疗和牙周整形手术等方法可以使美学修复的效果更好

	规则型	不规则型	平坦型
定义	牙龈框架的左右对称性较高，龈乳头和龈缘顶点之间有一定的高度差。一般来说牙冠与牙龈之间的平衡性较好	牙龈框架的左右对称性较低，呈现出不规则的起伏。牙冠与牙龈之间的平衡性较差，容易导致美观不良	牙龈框架的对称性较好，但龈缘的起伏较为平坦
临床处理	只要临床牙冠长度没有明显异常，基本不需要考虑牙龈方面。另外，修复体边缘可以设定为平齐龈缘或者在龈缘上	为了获得牙龈美学，必须通过正畸治疗或者牙周成形手术。另外，必须充分考虑修复体完成线的设定位置	尤其在龈外展隙的处理上容易出现问题，应该用半桥体或者长接触区的方式来避免出现牙龈"黑三角"

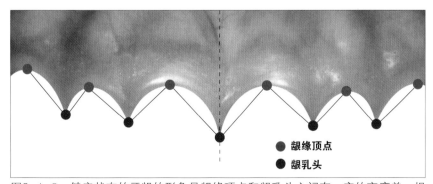

● 龈缘顶点
● 龈乳头

图3-1-9　健康状态的牙龈的形象是龈缘顶点和龈乳头之间有一定的高度差。根据临床牙冠暴露量的不同，对非规则型的判定也会有所不同，因此必须常常把解剖牙冠长度（切缘到釉牙骨质界）[18-19]铭记于心。

表3-1-2　Marcushamer等[18]对于亚洲人上颌前牙的解剖牙冠长度的统计学分析结果（引自参考文献18）。临床牙冠长度约等于该值减去1mm

	平均值（mm）
中切牙	11.93
尖牙	11.83
侧切牙	10.52
前磨牙	8.68

牙龈框架的设计[20]

牙龈框架是由连续的龈缘顶点连线，以及游离龈缘和龈乳头所共同构成的。这些部位会根据牙齿的位置和牙周组织的健康状态而展现出不同的形态，从理想的审美观点出发，左右的对称性最应该受到重视。另外，如何根据美学标准去构筑出美学框架（由美观的牙龈框架和切缘框架共同构成的理想外形轮廓）是一项重要的工作，必须切实地把握好影响牙龈美学的各种因素（图3-1-10、图3-1-11）。

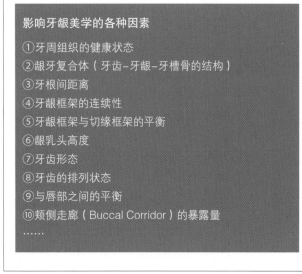
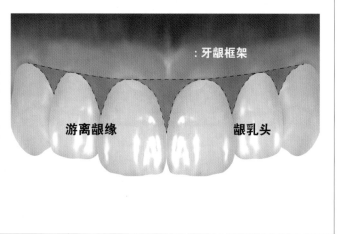

图3-1-10　影响牙龈美学的各种因素。

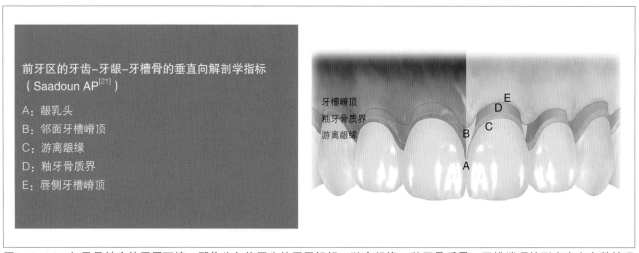

图3-1-11　如果是健康的牙周环境，那作为包绕牙齿的牙周组织，游离龈缘、釉牙骨质界、牙槽嵴顶的形态在大多数情况是相类似的[22]。另外，牙冠形态（尖圆形、卵圆形、方圆形）和牙龈形态之间也同样地有相类似的形态，在垂直方向两者保持一定的距离有助于保持牙周组织的健康。

6. 龈乳头的解剖学结构

这里介绍的是龈乳头的解剖学结构（**图3-1-12**）。1994年，Kois JC[22]把龈缘到牙槽嵴顶的垂直向距离称为龈牙复合体，并且报告了健全牙周组织中的距离关系。

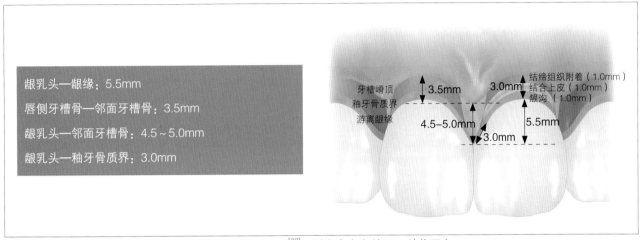

龈乳头—龈缘：5.5mm

唇侧牙槽骨—邻面牙槽骨：3.5mm

龈乳头—邻面牙槽骨：4.5~5.0mm

龈乳头—釉牙骨质界：3.0mm

牙槽嵴顶
釉牙骨质界
游离龈缘

结缔组织附着（1.0mm）
结合上皮（1.0mm）
龈沟（1.0mm）

3.5mm　3.0mm

4.5-5.0mm　5.5mm

3.0mm

图3-1-12　牙齿-牙龈-牙槽骨的解剖学关系（Kois JC[22]，引自参考文献23，并作图）。

另外，2009年Chu SJ[24]等报告了上颌前牙区龈乳头相对于牙冠的高度比例，2010年Stappert CF[25]等报告了上颌前牙的邻接区位置（**图3-1-13**）。

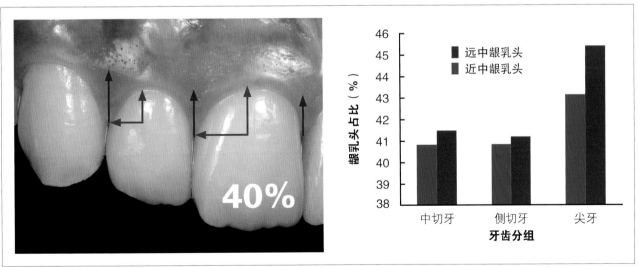

图3-1-13　在牙周健康环境和牙齿排列正常时，龈乳头的平均高度大约占据牙冠高度的40%。测量从龈缘顶点到龈乳头的高度的话，近中龈乳头会比远中龈乳头更高。另外，从统计结果得出，在前牙区中，侧切牙与尖牙之间的龈乳头高度是最高的（引自参考文献24，并作图）。

上颌前牙的邻接区（Stappert CF[25]）（图3-1-14、图3-1-15）

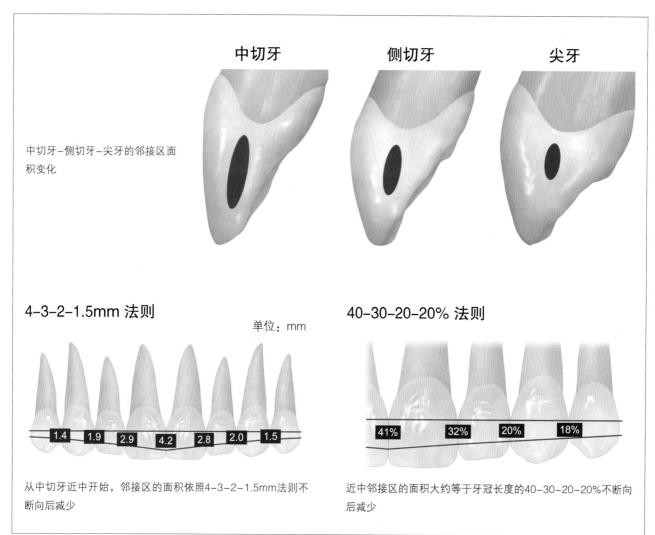

图3-1-14 上颌中切牙的邻接区的面积会从中切牙开始，随着牙位不断靠后而不断减少。这是后续牙位的形态变化和牙冠高度变化所带来的结果。因此在牙冠修复时，必须注意邻接区的位置设定和上下方外展隙的处理，同时也要顾及自然状态下的连续性变化（引自参考文献25，并作图）。

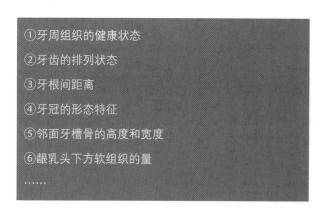

图3-1-15 决定龈乳头高度的因素。

7. 牙冠形态与牙龈形态的协调

接下来介绍的是牙冠形态与牙龈形态之间的关联性。正如前述，牙齿—牙龈—牙槽骨的解剖学形态和游离龈缘、釉牙骨质界、牙槽嵴顶边缘的形态在大多数情况下具有相似性。理解这些解剖学基础，可以通过临床牙冠形态推断出存在于软组织之下的硬组织的形态。这里，笔者会把关注点放在天然牙常见的三种基本形态（尖圆形、卵圆形、方圆形）[26-27]，介绍这些特征与牙周组织的关联性。

牙齿形态与牙周组织的关联性

在牙齿与包绕牙齿的牙周组织之间，存在着一定的形态学相关，尤其是牙冠形态的特征会影响游离龈缘和龈乳头的形态。譬如说，牙冠邻面的形态，会以邻接区位置为标准，决定着牙根之间的距离，而牙根之间的软硬组织的高度和宽度决定着龈乳头部的黑三角（Interdental Triangle）的大小（**图3-1-16**）。Cho[28]和佐佐木[29]等的报告指出，牙根之间水平距离以2mm为界，龈乳头的高度会有大幅度变化。另外，天然牙的龈下外形（Subgingival Contour），即从釉牙骨质界开始的膨隆度（**图3-1-17**）与牙龈生物型（牙龈—骨—附着纤维等的量）[30-32]有很深的关联性，对于游离龈的支持有重要作用[33-35]（**图3-1-18**）。

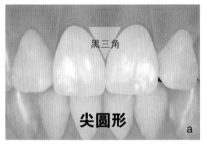
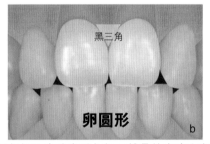
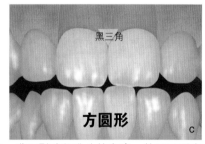

图3-1-16a～c　在牙间形成的黑三角。牙根间距离决定着根间牙槽骨的宽度和高度，进而影响龈乳头的高度。从牙冠形态的特征看，尖圆形牙冠的龈乳头最高，方圆形牙冠的龈乳头最低。

图3-1-17　从离体牙上观察龈下形态（在第3章第2节展示了统计结果）。釉牙骨质界到游离龈缘之间的膨隆度与游离龈的厚度有关，与牙龈生物型也密切相关。所以，根据牙冠形态特征的不同，牙齿的膨隆度也有所变化。

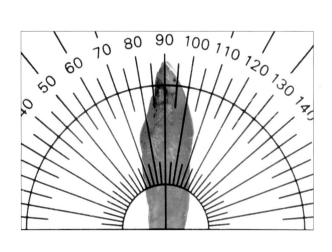

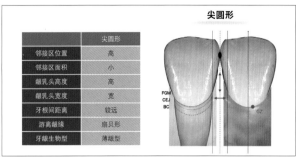

	尖圆形
邻接区位置	高
邻接区面积	小
龈乳头高度	高
龈乳头宽度	宽
牙根间距离	较远
游离龈缘	扇贝形
牙龈生物型	薄龈型

图3-1-18a　作为尖圆形牙齿的形态特征，龈乳头的位置会比较高，并且与龈缘顶点之间的高度差是最大的。另外，龈缘顶点的位置在牙冠中央的稍靠远中侧。

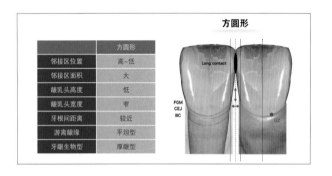

	方圆形
邻接区位置	高-低
邻接区面积	大
龈乳头高度	低
龈乳头宽度	窄
牙根间距离	较近
游离龈缘	平坦型
牙龈生物型	厚龈型

	卵圆形
邻接区位置	中
邻接区面积	中等
龈乳头高度	平均
龈乳头宽度	正常
牙根间距离	一般
游离龈缘	圆形
牙龈生物型	一般型

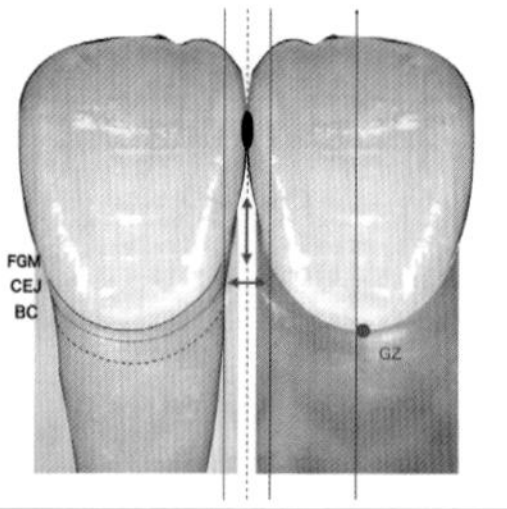

图3-1-18b　作为卵圆形牙齿的形态特征，切缘侧的外展隙相对开放导致邻接区位于牙冠中央部。另外，龈缘顶点基本位于牙冠中央。

图3-1-18c　作为方圆形牙齿形态的特征，由于邻接区的扩大和牙根间距离的减少，导致龈乳头高度降低和龈缘平坦化。另外，龈缘顶点会更靠远中。

*图3-1-18内的牙龈生物型评估，虽然参考了Sanavi F[31]等的生物型鉴别法，但主要还是基于第3章第2节中笔者对牙冠形态和生物型的理解

牙冠形态与游离龈缘形态的特征

　　介绍一下牙冠形态与游离龈缘形态之间的关联性。由于牙齿—牙龈—牙槽骨的解剖学关系，牙齿的釉牙骨质界的形态与游离龈缘的形态在一定程度上保持一致，所以游离龈缘的形态会明显地反映出牙冠形态本身的特征。尤其在唇侧，根据牙冠唇侧的近远中边缘嵴和中央嵴的发育程度以及位置的不同，游离龈缘的弧形也会发生变化。根据以上的信息，在选择牙冠形态时，可以通过游离龈缘形态来推导出牙冠形态，从而让牙冠形态与游离龈缘形态之间达到高度的协调。另外，在牙冠修复的范围超越了釉牙骨质界的情况下无法正确地获得牙冠的形态信息，此时必须根据健康的牙周组织的形态来进行牙冠和牙龈设计（图3-1-19）。

尖圆形

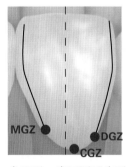

卵圆形

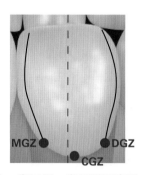

方圆形

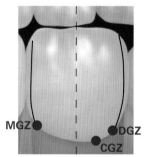

图3-1-19a　尖圆形：尖圆形牙齿形态，近远中线角的收束点（MGZ、DGZ）之间的距离是最靠近的，并且具有明显高度差，龈缘形态呈扇贝状。

图3-1-19b　卵圆形：卵圆形牙齿形态，和尖圆形对比MGZ和DGZ的高度差相对小，CGZ也更加靠近中央，龈缘形态呈圆形。

图3-1-19c　方圆形：方圆形牙齿形态，MGZ和DGZ的距离是最远的，MGZ、CGZ和DGZ几乎没有高度差，游离龈缘形态为平坦型。

MGZ：近中龈缘顶点；CGZ：中央龈缘顶点；DGZ：远中龈缘顶点。

8. 颜面部评估

最后，包括颜面部的全体平衡性评估也不可缺少。Powell等把颜面部的外观评估分类作4个基本型（圆形、卵圆形、方形、梨形）[36]。另外，颜面的轮廓容易和牙冠形态之间产生的印象关联，尤其是在上颌中切牙修复时的牙冠形态选择上，能够表现出颜貌特征是最理想的。展示一下具有代表性的3个颜面部评估标准（**图3-1-20 ~ 图3-1-22**）。

①基于Rufenach的颜面部黄金比例的评估[37]

②Patterson的颜面部垂直向平衡的评估[38-39]

③Profitt等的上面部与下面部平衡的评估[40]

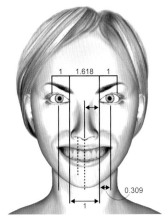

图3-1-20　基于黄金比例，以面中线为分界，评估其左右对称性。但由于与亚洲人种的骨骼、牙列弓的大小和形状存在差异无法达成一致，使这个评估标准只能作为一个参考指标。

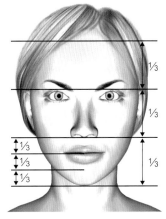

图3-1-21　取得平衡的颜面部是：①发际线到眉间；②眉间到鼻下点；③鼻下点到颏下点（颏部软组织的最下点），三者能够在垂直向三等分割整个面部。另外，①鼻下点到口裂；②颏上点（下唇下方的凹陷）到口裂；③颏下点到颏上点，三者能够在垂直向三等分割下面部。

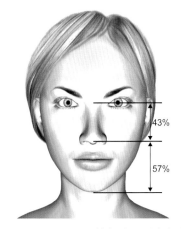

图3-1-22　Proffit等报告了以鼻根点到鼻下点为上面部，鼻下点到颏下点为下面部时，上面部占43%，下面部占57%的颜面部结构比例。

另外，也必须把注意力放在面部的表情和口唇的活动上。在主要表情肌当中，对美观产生主要影响的是额肌、眼轮匝肌、颊肌、颧大肌、咬肌、颏肌这6种肌肉，额部的牵张、眉部的上提程度、眼睛的大小、外眼角的位置、口角的上提程度、脸颊的下垂、颌骨的轮廓线等均受其影响。在前牙修复时，一定要考虑患者年龄和性别等个人信息，因为在追求理想美的过程中有时会与自然美背道而驰，所以需要在尊重个性的基础上根据术者的主观给予适当的判断。

1. 牙龈美学的获得

追溯修复的原因，可以列举出这四个主要问题（龋病、牙冠折断、牙周疾病、牙齿缺失）（**图3-2-1**），而这些原因都有某一个共通点，那就是包含对颌牙的牙齿排列关系中存在着一定的位置不良。当然，这有着程度上的差异，但随着牙列不齐的严重程度增加，修复环境会更加恶化，修复难度当然也会变高。在前牙修复的病例当中，很多病例都抱有一些整体牙列（包括后牙

区）上的功能问题。

为了获得更好的美学修复效果，以多学科的角度去寻求整体环境改善是必不可少的，如何去进行正确的修复前准备会对美学效果产生很大的影响（**图3-2-2**）。为了获得牙龈美学，椅旁的医技沟通也是不可或缺。如何通过1枚蓝晒照片让美学修复的各种要素相得益彰，这可以说是美学修复的深奥妙趣。

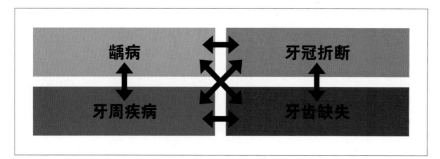

图3-2-1 导致修复的理由包括这四个主要问题（龋病，牙冠折断，牙周疾病、牙齿缺失）。另外，这些因素常常会以多因素合并的形式来展现出症状。

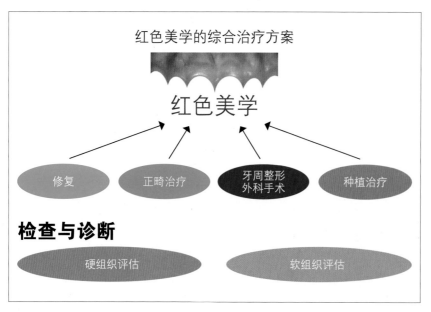

图3-2-2 以获得牙龈美学为目标的治疗概念。先是正确的术前诊断，然后解决整个牙列的功能问题和牙周问题等根本问题也很重要。需要用多学科治疗方案来提升牙冠和牙龈的美学效果。

临床应用

运用牙周成形手术，兼顾牙冠美学与牙龈美学的修复病例（图3-2-3、图3-2-4）。特别是为了获得连续且高度对称的牙龈框架[1-3]，本病例进行了外科手术以及修复学操作。

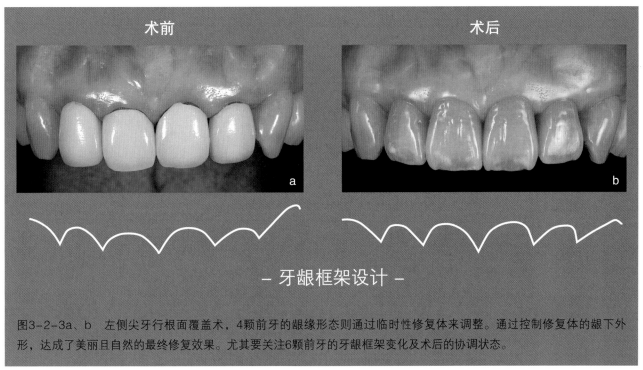

图3-2-3a、b　左侧尖牙行根面覆盖术，4颗前牙的龈缘形态则通过临时性修复体来调整。通过控制修复体的龈下外形，达成了美丽且自然的最终修复效果。尤其要关注6颗前牙的牙龈框架变化及术后的协调状态。

主治医生：泷野裕行（泷野齿科医院牙周种植中心）/ 山口佑亮（山口综合齿科）

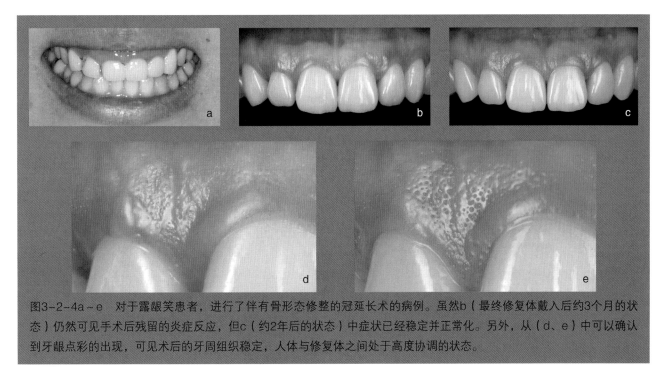

图3-2-4a~e　对于露龈笑患者，进行了伴有骨形态修整的冠延长术的病例。虽然b（最终修复体戴入后约3个月的状态）仍然可见手术后残留的炎症反应，但c（约2年后的状态）中症状已经稳定并正常化。另外，从（d、e）中可以确认到牙龈点彩的出现，可见术后的牙周组织稳定，人体与修复体之间处于高度协调的状态。

主治医生：中田光太郎（中田齿科医院）

2. 追求与牙周组织之间的协调

下面将会谈论修复体与牙周组织之间的协调性。对于牙周组织，应该从初期治疗的菌斑控制、龈上洁治开始，通过PMTC等机械清洁方式来做好牙周环境的准备，再次评估牙周情况后也必须要探讨是否需要外科手术和修复学操作。在步入修复阶段之前，控制住牙周组织的炎症是极为重要的第一步。另外，作为修复学层面的考量，必须遵循牙齿与牙周组织的解剖学基础和生物学宽度进行基牙预备，让①适合度、②轴面的形态（包括龈下外形）、③表面性状、④生物相容性等处于高水平状态从而提高人体的适应性[4-5]。必须由始至终地意识到在处理修复体龈缘下部分时，牙周组织的管理会更难，风险因素也会增加（图3-2-5）。

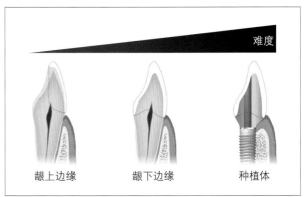

图3-2-5　随着治疗涉及龈缘下部分，风险因素会增加，也要求更多对牙周组织的考量。

所谓正确的牙冠外形指的是？

在影响牙周组织的众多因素中，龈下外形和唇侧轴面形态的设定必须特别小心谨慎[5]（图3-2-6、图3-2-7）。无论在什么情况下，获得修复体的正确外形都是成功的关键。那么，一般来说的"正确的牙冠外形"究竟是一种什么样的状态呢？Kois J[6]从临床的角度对牙冠外形和牙龈之间的关系进行了评估，并做出以下定义："过度外形指的是妨碍口腔内清洁或对牙龈产生机械性压力的牙冠外形，除此以外的所有外形均在临床的允许范围以内。"从上述定义可知，游离龈所能允许的牙冠外形，一定不是像针眼一样的狭窄范围。在此整理一下临床上定义的"过度外形"和"不足外形"究竟是怎么样的状态。

1. 完成线的设定位置
2. 龈下外形
3. 轴面形态
4. 适合精度
5. 表面性状
6. 邻接区的设定
......

图3-2-6　影响牙周组织的修复学因素（引自参考文献5，有改动）。

1. 基牙预备
2. 对生物学宽度的侵犯
3. 排龈和模型制取
4. 适合性的确认
5. 水门汀残留与否
6. 外科手术
7. 调𬌗
8. 术后的长期维护
......

图3-2-7　影响牙周组织的医源性因素。

牙龈缘下的过度外形和不足外形（图3-2-8）

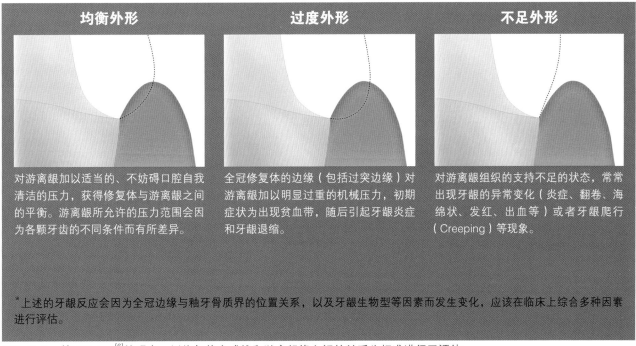

均衡外形	过度外形	不足外形
对游离龈加以适当的、不妨碍口腔自我清洁的压力，获得修复体与游离龈之间的平衡。游离龈所允许的压力范围会因为各颗牙齿的不同条件而有所差异。	全冠修复体的边缘（包括过突边缘）对游离龈加以明显过重的机械压力，初期症状为出现贫血带，随后引起牙龈炎症和牙龈退缩。	对游离龈组织的支持不足的状态，常常出现牙龈的异常变化（炎症、翻卷、海绵状、发红、出血等）或者牙龈爬行（Creeping）等现象。

*上述的牙龈反应会因为全冠边缘与釉牙骨质界的位置关系，以及牙龈生物型等因素而发生变化，应该在临床上综合多种因素进行评估。

图3-2-8　基于Kois J[6]的观点，以修复体完成线和游离龈缘之间的关系为标准进行了评估。

牙龈缘上的过度外形和不足外形（图3-2-9）

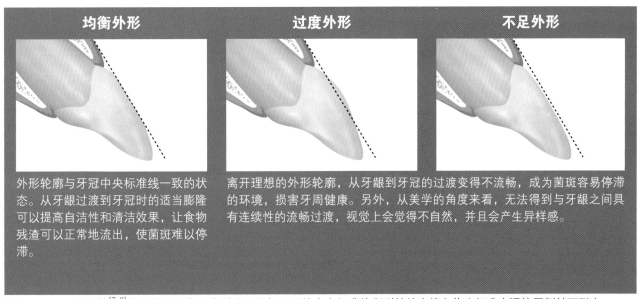

均衡外形	过度外形	不足外形
外形轮廓与牙冠中央标准线一致的状态。从牙龈过渡到牙冠时的适当膨隆可以提高自洁性和清洁效果，让食物残渣可以正常地流出，使菌斑难以停滞。	离开理想的外形轮廓，从牙龈到牙冠的过渡变得不流畅，成为菌斑容易停滞的环境，损害牙周健康。另外，从美学的角度来看，无法得到与牙龈之间具有连续性的流畅过渡，视觉上会觉得不自然，并且会产生异样感。	

图3-2-9　以桑田等[7-8]提出的牙冠外形准则（牙龈与牙冠的中央标准线所联结的直线）作为标准来评估唇侧轴面形态。

3. 天然牙的观察

此处将介绍离体牙上的牙冠形态及龈下外形的观察结果。本观察是在收集到的32颗上颌中切牙上进行的，并根据这些牙齿的形态进行甄别，探寻各种各样牙齿的特征和规律。

天然牙形态和牙龈生物型的关联

首先，前牙的唇侧形态由三个主要的嵴所形成，根据牙齿的形态特征，这三个嵴的发育状况也有所不同（图3-2-10）。另外，从天然牙的侧面可以观察到桑田所解说的三平面概念（Three Plane Concept）[7-8]，三个主要的嵴会汇聚在第一平面（唇侧牙颈部标准线）和第二平面（唇侧中央标准线）所交接的部位，这里会成为牙颈部的最大膨隆处，并与釉牙骨质界之间形成唇舌向的间隙。就在这个间隙处所存在的牙周膜、牙槽骨以及牙龈使牙齿的形态特征和牙龈生物型（牙龈—骨—附着纤维等的量）之间获得解剖学意义上的协调和平衡。

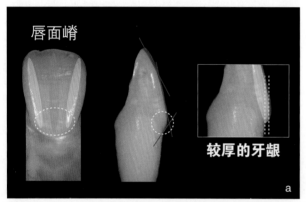
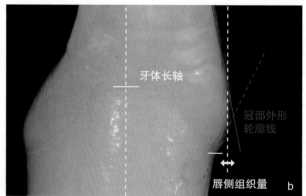

图3-2-10a、b　以牙齿形态为标准的牙龈生物型观察。从唇侧釉牙骨质界开始延伸至牙冠部的角度，会根据不同牙齿的形态特征而不同，牙齿周围的软硬组织的形态和厚度也与此有明显关联性。此时，可以根据桑田的三平面概念，通过从第二平面（唇侧中央标准线）开始的冠部外形轮廓线（译者注：a中最右图的右侧虚线）至以牙齿长轴为标准的牙根面（译者注：a中最右图的左侧虚线）之间距离来大致推测牙齿唇侧的软组织厚度。另外，从唇侧开始到邻接位置的釉牙骨质界的高低差与龈牙复合体[9]之间的关系，也可以用来推测软组织附着的区域和邻面牙槽骨的高度（b两条横向白色实线）。这个高低差也是构成龈乳头的解剖学要素。

1979年，Maynard JG[10]等把牙龈和牙槽骨的厚度的关联性进行样式化并分类。然后，1998年Sanavi F[11]等根据牙齿的形态特征，评估了牙龈形态与厚度之间的关联性，并分类为厚-平坦型（Thick-flat Type）以及薄-扇贝型（Thin-scallop Type）。但是，这些结论主要是以最能在临床中呈现形态特征变化的中切牙作为对象所比较得出的。另外，作为影响牙龈生物型的因素（包括：①牙齿的形态特征；②部位；③排列状态；④牙周组织的健康状况；⑤医源性因素；⑥咬合因素等多种因素）会使同一牙列中以1颗牙齿为单位展现出各自不同的牙龈生物型。大部分医生都会知道从一开始，牙龈生物型就是容易展现出遗传学特征的骨骼和牙齿形态所产生的一种个性，牙龈生物型也会随着牙齿的发育随时发生变化。

接下来，通过观察离体牙，对不同形态分类中上颌中切牙唇侧三个主要的嵴的发育规律，以及其汇聚点（最大膨隆部位）到釉牙骨质界的水平向距离，进行详细的讨论（图3-2-11）。

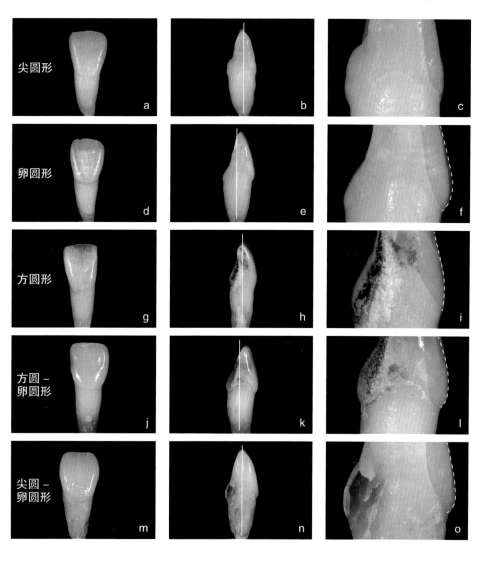

图3-2-11a～o 上颌中切牙的观察。——线表示的是牙齿的中轴线，———线表示的是唇侧中央嵴的外形。

从观察结果可知，随着唇侧中央嵴的不断发达和牙颈部中央处膨隆的汇集，最大膨隆部位到釉牙骨质界的水平向距离不断增大。唇侧中央嵴的发达是卵圆形牙齿的特征，也就是说卵圆化的方圆形和尖圆形牙齿[12]也会展现出较大的膨隆（图3-2-12）。另外，在这些牙齿上可见的另一个特征是，切缘和邻接区的位置均在牙根为标准的中轴线的稍靠唇侧。从结果可知，第一平面（唇侧牙颈部标准线）和第二平面（唇侧中央标准线）的交接点会因为牙齿形态不同而位置不同，和形态特征存在一定的共同规律。

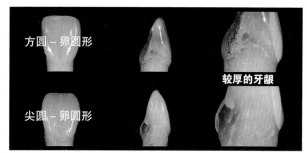

图3-2-12 方圆-卵圆形和尖圆-卵圆形牙齿可见的唇侧中央嵴的发育状况。

另外，在本次观察中，把所有离体牙中牙颈部区域没有龋损或者未经复合树脂充填修复的32颗上颌中切牙作为观察对象，测量了从釉牙骨质界延伸至临床牙冠部的龈下外形部分所形成的角度［龈下外形角（subgingival contour angle，SCGA）］。

测量的方法是，在设定好的固定相机角度和距离下，以同一倍率从牙齿的近中面拍摄牙齿，然后使用分度器进行测量。以牙齿长轴作为垂直标准线，观察了①切缘、②近中面的釉牙骨质界的顶点、③牙根的中轴线。但是，从此前的观察结果得出，牙冠与牙根的中轴线不一定是一致的，另外切缘也会由于磨耗等的影响而无法确定正确的位置，因此上述三点在同一直线上的情况非常稀少。如果不确定一个正确的垂直标准线的话，SGCA的测量值是不可靠的。所以，为了提高本次测量结果的可靠性，也立足于临床的观点，把通过近中面釉牙骨质界的顶点的垂线设定为一个垂直于水平面的轴，并以此轴作为标准（**图3-2-13**）。

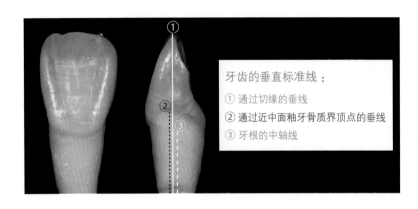

图3-2-13 牙冠和牙根的中轴线不一定一致，切缘也可能会随时间增长而产生形态变化，因此以②釉牙骨质界的顶点（近中面）的垂线作为垂直标准线。

首先，把32颗离体牙进行分门别类，最终分为7颗尖形、5颗方形、6颗圆形、8颗卵圆形和6颗方圆形，然后测量这些分类好的牙齿的SGCA。另外，在进行尖圆形和方圆形这类比较暧昧不清的形态识别时，会根据唇侧釉牙骨质界的形状，参考龈缘顶点的位置特征和邻接区的位置进行识别。右侧展示的是具有各种形态的显著特征的代表性牙齿（**图3-2-14**）。

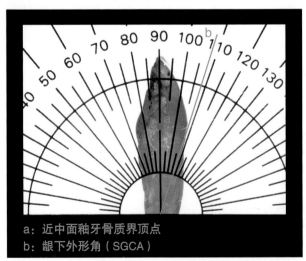

a：近中面釉牙骨质界顶点
b：龈下外形角（SGCA）

图3-2-14 作为龈下外形的一种测量方法，正如图中展示，统一拍摄条件，然后对32颗上颌中切牙进行了测量。

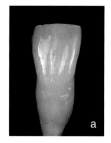
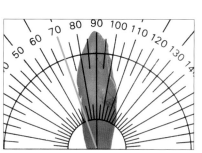

尖形　龈下外形角：20°

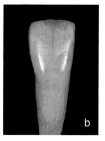
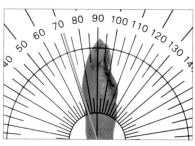

方形　龈下外形角：18°

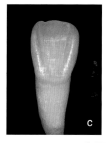
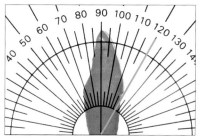

卵圆形　龈下外形角：30°

图3-2-15a～e　32颗离体牙分类为7颗尖形、5颗方形、6颗圆形、8颗卵圆形和6个方圆形，测量了各种牙齿形态的SGCA。这里展示的是各种分类的代表性形态。

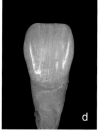
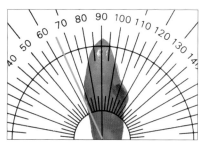

尖圆-卵圆形　龈下外形角：25°

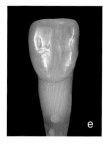
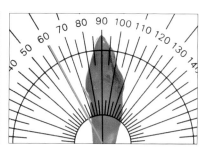

方圆-卵圆形　龈下外形角：30°

　　SGCA的测量结果显示，尖形：在20°～25°的范围内，平均值约为22°；方形：15°～20°的范围内，平均值约为17°；圆形：26°～30°的范围内，平均值约为28°；尖圆形：24°～30°的范围内，平均值约为26°；方圆形：在20°～26°范围内，平均值约为24°（**图3-2-15**）。如果观察更多的牙齿，可以从这三种基本形态中再进行形态特征的细分化，应该能够推算出更加稳定的数值。本次观察可以得出牙齿的形态特征和SGCA之间存在一定程度的相关性。下面对本次观察的结果进行总结。

1. 上颌中切牙的SGCA大约为15°～30°之间。

2. 圆形的牙齿的平均SGCA最大。

3. 尖圆形和方圆形等等圆形化形态的牙齿，伴随着唇侧中央嵴的发达，其SGCA也不断变大。

4. 以方形 < 尖形 < 方圆形 < 尖圆形 < 圆形的顺序，SGCA不断变大。

　　虽然本次观察研究得出了一定的结论，但在处理冠修复体的牙龈缘下部分时，并不代表这些数字就有着特别重要的意义。再次重申，正确的龈下外形一定不是像穿针引线般只有一种正确的处理方式，而是像上述的那样，游离龈其实可以允许在15°～30°，角度存在着2倍差距的。当然在临床上，必须要考虑周围牙齿的牙龈生物型来进行处理，但也要知道在牙齿形态和牙周组织之间，存在着能够获得解剖学和谐的绝妙平衡关系。

4. 游离龈和修复体之间的协调的获得方法

解说一下在临床操作中，冠修复体的牙龈缘上、缘下外形的决定方法。至今为止，有数量可观的论文介绍了冠修复体外形和游离龈之间的关系，在超过40年的长久岁月里交织着各种各样的议论观点。从这些众多的临床报告中，特别是影响力较强的龈下外形以及唇侧轴面形态受到了广泛关注，让游离龈与修复体之间获得协调的方法已经有了明确的指南。在这里，谈论应该在临床上使用的两个概念（**图3-2-16**）。

游离龈所允许的生理性龈下外形决定方法

通过离体牙的观察，天然牙的龈下外形有着15°~30°的允许范围，并且通过牙周成形手术来增厚牙龈后，可允许范围会更大。因此，必须赋予游离龈充足的形态支持，并且以不会引起炎症反应和牙龈退缩的中立区域为目标来提高牙龈美学效果。

生理性允许范围内的龈下外形的决定方法是，以①完成线的设定位置、②游离龈的厚度、③游离龈缘的位置和形态、④冠部外形轮廓线这四个方面作为标准，寻找能够与游离龈相互协调的龈下外形。

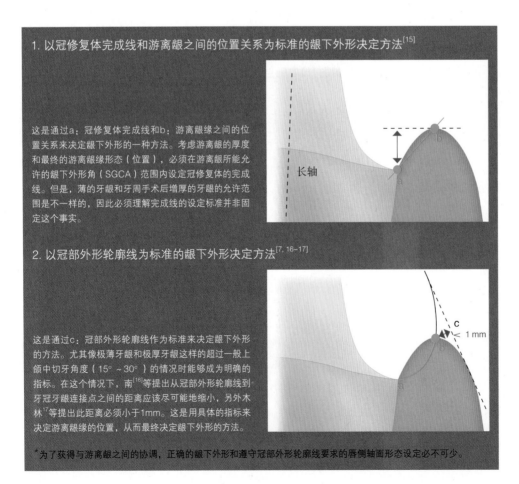

1. 以冠修复体完成线和游离龈之间的位置关系为标准的龈下外形决定方法[15]

这是通过a：冠修复体完成线和b：游离龈缘之间的位置关系来决定龈下外形的一种方法。考虑游离龈的厚度和最终的游离龈缘形态（位置），必须在游离龈所能允许的龈下外形角（SGCA）范围内设定冠修复体的完成线。但是，薄的牙龈和牙周手术后增厚的牙龈的允许范围是不一样的，因此必须理解完成线的设定标准并非固定这个事实。

长轴

2. 以冠部外形轮廓线为标准的龈下外形决定方法[7, 16-17]

这是通过c：冠部外形轮廓线作为标准来决定龈下外形的方法。尤其像极薄牙龈和极厚牙龈这样的超过一般上颌中切牙角度（15°~30°）的情况时能够成为明确的指标。在这个情况下，南[16]等提出从冠部外形轮廓线到牙冠牙龈连接点之间的距离应该尽可能地缩小，另外木林[17]等提出此距离必须小于1mm。这是用具体的指标来决定游离龈缘的位置，从而最终决定龈下外形的方法。

1 mm

*为了获得与游离龈之间的协调，正确的龈下外形和遵守冠部外形轮廓线要求的唇侧轴面形态设定必不可少。

图3-2-16　应该在临床上使用的2个概念。

Wagman SS等提出，龈下外形应该设定为：没有水平向牙龈支持时游离龈容易变成卷形，龈沟几乎和牙齿的长轴平行，在唇侧有不超过游离龈厚度1/2的龈缘下膨隆形态[15]（图3-2-17）。另外，他们也阐述了这样的设定可以让游离龈变成容易进行菌斑控制的刃状游离龈从而得到保护[15]。笔者对这个"不超过游离龈厚度1/2的龈缘下膨隆形态"有以下这样的解读（图3-2-18、图3-2-19）。

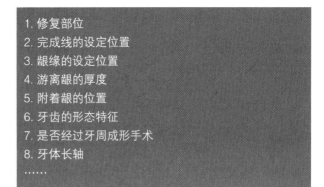

1. 修复部位
2. 完成线的设定位置
3. 龈缘的设定位置
4. 游离龈的厚度
5. 附着龈的位置
6. 牙齿的形态特征
7. 是否经过牙周成形手术
8. 牙体长轴
......

图3-2-17　龈下外形的决定因素。

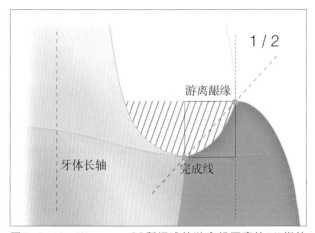

图3-2-18　Wagman SS所阐述的游离龈厚度的1/2指的是，在游离龈缘所在的位置，以牙齿长轴为标准，面向着游离龈缘方向的龈下外形必须设定为不超过游离龈厚度的1/2。另外，作为临床上赋予龈下外形的方法，一般认为从完成线到游离龈缘之间赋予泪滴状或者直线形的形态在清洁性方面是比较妥当的。

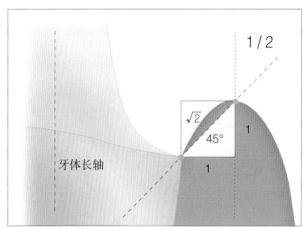

图3-2-19　可以做如下解释：假设存在着厚度为2mm的游离龈，在龈缘下1mm设定完成线的情况下，完成线——游离龈缘的连线所形成的区域可以出现2个等腰直角三角形，并且出现大约为45°的SGCA。在这个情况下，①设定SGCA为不超过45°；②如果龈缘以下的深度约为1mm的话，则可以在一定程度上支持SGCA；③为了形成刃状的游离龈，完成线——游离龈缘的连线所形成的区域内必须赋予充分支持游离龈所需要的膨隆形态。

牙轴与临床牙冠轴的关系（图3-2-20、图3-2-21）

图3-2-20　在决定龈下外形之前，必须要首先决定临床牙冠的形态。此时，最好应该让临床牙冠和龈缘形态达到一定程度上的解剖学协调。在临床上，前牙区的美学要求会更高，牙轴与临床牙冠轴一致的情况非常罕见，龈下外形的设定不应该受到临床牙冠轴的影响。

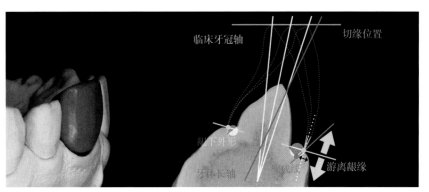

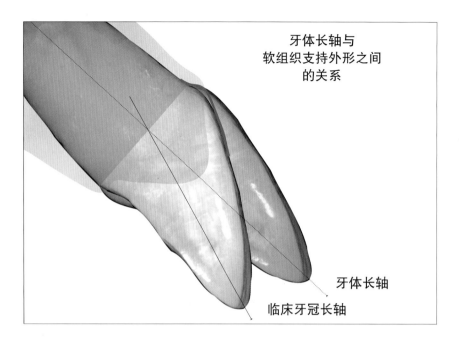

牙体长轴与
软组织支持外形之间
的关系

牙体长轴

临床牙冠长轴

图3-2-21　譬如说，为了改善前牙美观，需要调整现在的牙冠形态并调整临床牙冠轴的时候，釉牙骨质界的位置在龈缘下的话，则以本来的牙冠形态为标准来设定游离龈可允许的龈下外形是最合适不过的。因此，在有意地操控临床牙冠的情况下，必须首先确认牙齿的长轴方向，探寻本来具有的龈下外形的状态。

　　总结本项可以得出，游离龈和修复体之间的协调需要3个形态概念。特别是牙龈缘下、缘上的形态管理是很重要的，是获得牙龈美学所不可或缺的一个条件。

与游离龈之间达到协调的3个形态概念美学（图3-2-22）

①在牙龈缘下，以支持游离龈为目的需要有适度的膨隆形态（龈下外形），为了保护龈沟也需要冠修复体达到与游离龈紧密贴合的状态。

②牙龈缘上的形态，则以冠部外形轮廓线为标准构筑出轴面形态，注意不要变成过度外形或者不足外形。

③为了保证自洁性和清洁效果，必须从游离龈流畅地过渡到牙冠形态，在牙冠和牙龈的连接处不要变成深的棚状形态。

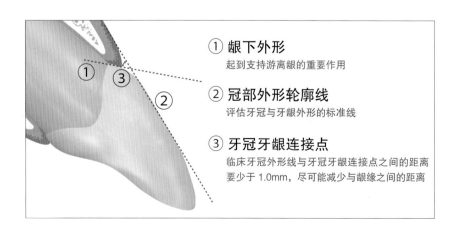

① **龈下外形**
起到支持游离龈的重要作用

② **冠部外形轮廓线**
评估牙冠与牙龈外形的标准线

③ **牙冠牙龈连接点**
临床牙冠外形线与牙冠牙龈连接点之间的距离要少于1.0mm，尽可能减少与龈缘之间的距离

图3-2-22　①龈下外形（Subgingival Contour）、②冠部外形轮廓线（Contour Guideline）、③牙冠牙龈连接点（Gingival Junction）这三个条件的具备，则与游离龈之间达到的生理性的协调状态。

5. 牙周成形手术后的修复学操作

牙周整形手术的目的是，通过外科手术调整软、硬组织，使牙周环境得到改善，并且获得健康并且美观的牙龈状态。此时，经过外科手术后的软、硬组织会和术前的情况完全不一样，在进行修复前必须充分注意。尤其需要注意的是，容易形成较厚牙龈的冠延长术后，以及使用结缔组织移植的牙龈增量术后的修复学操作。在牙龈增量术的过程中，为了改变原本的牙龈生物型，只对软组织厚度进行大幅度修改，术者的技术和受植部位的适应能力等条件都符合要求的话，人

为改变后的牙周环境常常会大幅度超过天然牙周组织所拥有的牙槽骨与牙龈之间的平衡。这会导致天然牙所拥有的结构有时候无法适应外科手术后形成的较厚牙龈。因此，外科术后的牙周组织管理中，修复体不仅要承担起维持与稳定牙周组织的作用，也需要为术后组织的恢复提供推动作用。换句话说，为了让外科手术的效果最大化，"修复体的精度"是成功的关键（**图3-2-23~图3-2-28**）。

牙周成形手术对美学效果的影响

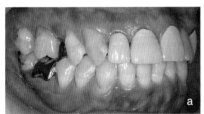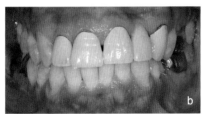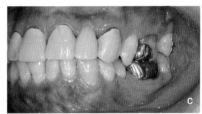

图3-2-23a~c 患者是50岁男性，这是12-23二次再修复的病例。尤其是22的缺牙区有明显的垂直向以及水平向的牙槽嵴吸收，因此计划通过牙槽嵴增大术来恢复缺牙区的形态。另外，引起22缺失原因是23的不良位置，导致前伸诱导功能不良。因此，要求最终修复体能够有足够的强度和功能性。

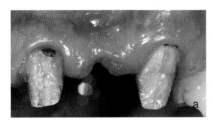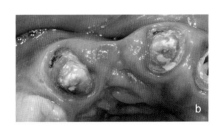

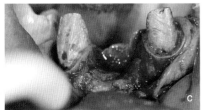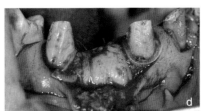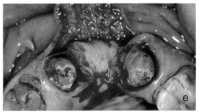

图3-2-24a~e 去除修复体之后，桥体下方的牙龈尤其缺乏水平向的宽度，这是由于牙槽嵴的吸收导致了牙冠的美观不良。因此，从腭侧获取结缔组织移植到缺牙区牙槽嵴，重建了已丧失的牙槽嵴的体积。在设计桥体部分的牙冠时，牙槽嵴的水平向、垂直向的体积以及𬌗关系会对美学效果产生重大影响，所以这样的修复前准备对于美观的改善是非常有效的。

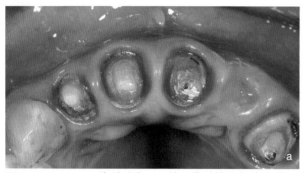 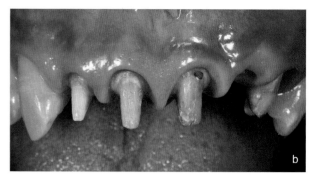

图3-2-25a、b　外科手术后，使用临时性修复体来进行软组织管理，进入最终修复的阶段。在这个阶段，要完成80%以上的牙龈框架塑形。与初诊时的状态进行比较，牙龈获得了具有连续性的外形线，尤其龈乳头出现了明显的成长。

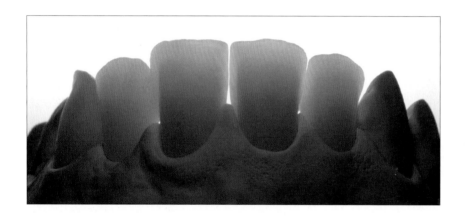

图3-2-26　最终修复体的基底设计。考虑到𬌗关系和前伸诱导，使用了IPS e.max Press的唇面回切设计。另外，选择了铸瓷修复的其中一个理由是，在龈下外形以及桥体基底部这些精密设计的地方，铸瓷能够提供极高的重现性，笔者认为在牙龈侧需要特别细致处理的病例时应该优先考虑使用铸瓷。

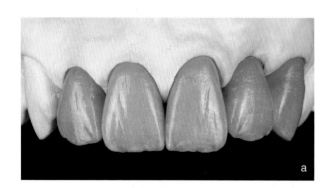 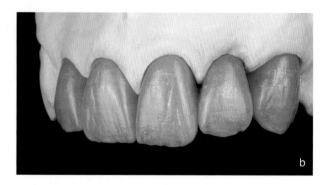

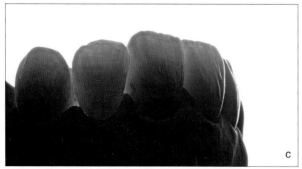 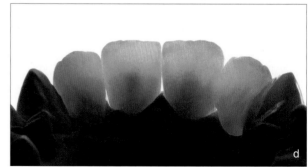

图3-2-27a~d　完成后的最终修复体。在牙颈部利用LT瓷块的明度，通过染色技术来最终调整色调，在表面上一层釉并最终精修完成。若能巧妙地利用所选基底材料的透光性，唇面回切技术是一种能够兼顾美学效果以及强度的理想技术。

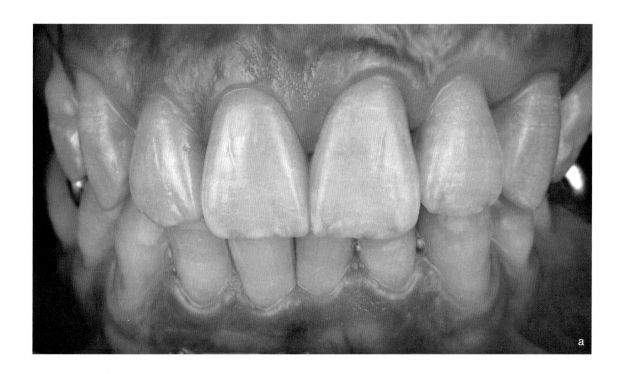

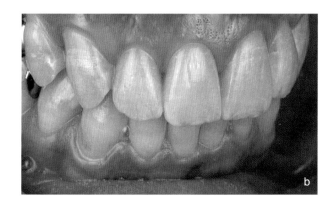

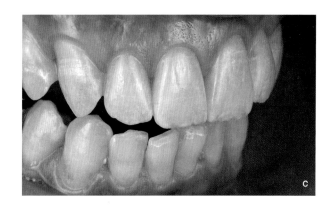

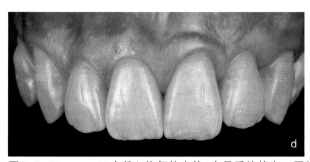

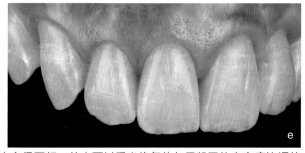

图3-2-28a~e　口内戴入修复体大约1个月后的状态。牙龈的状态变得更好，从中可以看出修复体与牙龈正处在高度协调的状态。模型上的处理是，给予牙龈最终的细微调整，尤其要注意牙龈侧外展隙的开放量。此时，唇侧的近中嵴和远中嵴对邻面的牙龈的压迫越多，龈外展隙的开放量就越要更大一些。另外，临时性修复体材料的自身缺点，导致在椅旁的调整无论如何都受到一定限制。最后1~2成的调整只能在最终修复体上进行。笔者把这样有目的地将最终修复体设计反映在牙龈上的期间（最终修复体的临时佩戴）称为恢复期。为了让恢复期更快结束，笔者设计了完成度更高的牙冠外形以及表面质地（牙龈接触的部位必定使用荧光釉膏作最终调整）［主治医生：泷野裕行（泷野齿科医院牙周种植中心）/ 山口佑亮（山口综合齿科）］。

进行结缔组织移植的牙龈增量术后的修复学操作①（图3-2-29、图3-2-30）

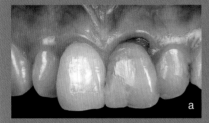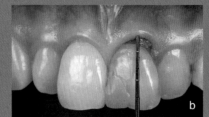
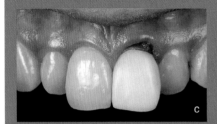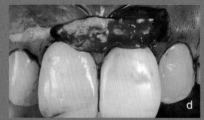

图3-2-29a~d　这是一个对于因牙髓失活而变色以及出现牙龈退缩的上颌左侧中切牙，尝试进行美观改善的病例。在本病例中，首先用临时性修复体来恢复左右对称的牙冠形态，并以此作为指标使用结缔组织移植进行根面覆盖，尝试恢复其龈缘高度。

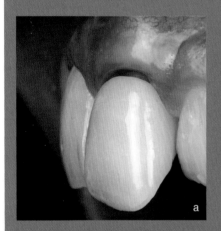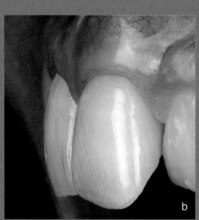

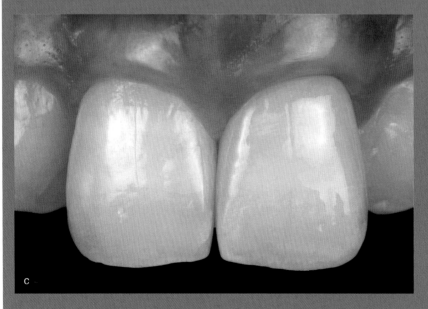

图3-2-30a~c　结缔组织移植后，可见游离龈的厚度大幅度增加。因此，牙冠修复体的龈下外形部分也要赋予足够的组织支持形态来应对增厚后的牙龈。游离龈比较厚的情况下，游离龈缘的辨别是非常困难的，所以切实地经过临时性修复体阶段非常重要，并且要明白到，龈下外形的设定范围肯定会比正常情况更大［主治医生：中田光太郎（中田齿科医院）］。

进行结缔组织移植的牙龈增量术后的修复学操作 ②（图 3-2-31 ~ 图 3-2-33）

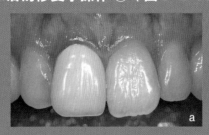
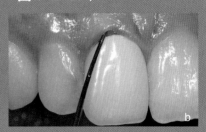

图3-2-31a~d 这是一个对上颌右侧中切牙的牙冠与牙龈进行美观改善的病例。患者的牙龈生物型是薄龈型，受到金属烤瓷全冠的影响牙根的变色非常明显，透过薄薄的牙龈露出金属的暗影。因此，计划使用结缔组织移植来改变牙龈生物型，并通过增厚牙龈来遮挡变色的牙根。

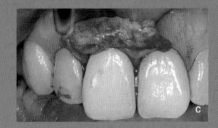
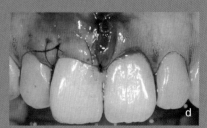

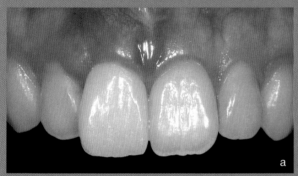
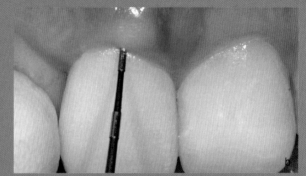

图3-2-32a、b 外科手术后的临时性修复体。术后经过半年以上的观察，待移植物稳固后，进入最终的修复阶段。另外，从增厚后的牙龈可见，变色牙根的影响已经消失。

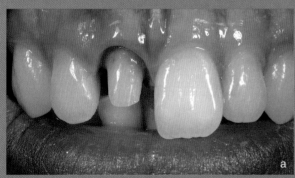
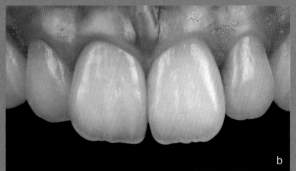

图3-2-33a、b 通过临时性修复体控制炎症以及设计游离龈缘形态，并反映在最终修复体上。作为修复前准备牙周成形手术，成功让牙冠和牙龈的美学效果同时 得到改善［主治医生：中田光太郎（中田齿科医院）］。另外，本病例中的多色堆瓷法的视频可以参照第2章第4节的图2-4-3。

外科手术增厚牙龈后的修复学操作（图 3-2-34、图 3-2-35）

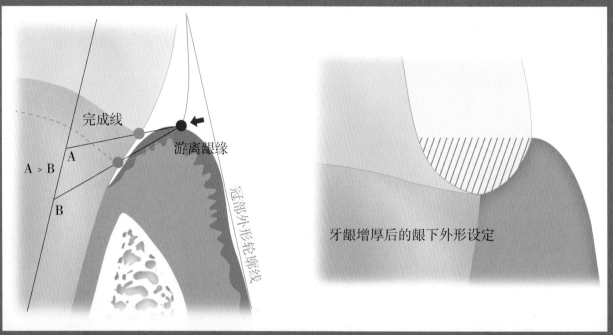

完成线

A > B

A

B

游离龈缘

冠部外形轮廓线

牙龈增厚后的龈下外形设定

图3-2-34 对于手术增厚后的牙龈，首先确定变化后的游离龈缘的位置，再从龈缘下开始设定外形，这种做法非常有效。如左图，增厚后的游离龈缘与冠边缘之间的距离会变远，比较浅的龈缘下肩台预备会产生类似轨迹A这样，倾斜角度过大的龈下外形，会对游离龈缘产生过度的压迫。因此，冠修复体的完成线必须有意地设定在更深的位置上。但是，天然牙上的冠修复体完成线的设定会受到基牙预备的限制，这种情况下SGCA常常会超过天然牙的15°~30°。所幸的是，外科增厚后的牙龈自身也有强大的抵抗力，通常的牙周环境所无法允许的外形（<60°）只要经过正确的设计步骤也可以达到临床上的协调。像这样的情况，不必过于在意SGCA，利用冠部外形轮廓线来决定牙冠萌出的位置，再通过轮廓来推导出龈下外形方为上策。

牙周成形手术后的修复学考量点

· 供体部位和受植部位的适应性

· 移植物（结缔组织）的尺寸和体积

· 骨整形的设计

· 愈合阶段（Healing Phase）的随访观察

· 牙周组织附着的位置关系变化

· 硬组织与软组织的变化情况

· 修复阶段（Restoration Phase）的随访观察

……

龈下外形设定方法

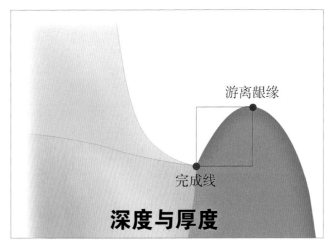

深度与厚度

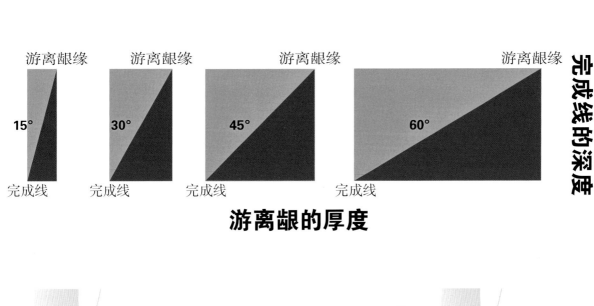

游离龈的厚度

完成线的深度

薄龈型　　　　　　　　　　　　厚龈型

图3-2-35　对于不同厚度的游离龈的龈下外形设定方法。以完成线和游离龈缘之间的位置关系为标准，将SGCA进行样式化。从图中可见，随着游离龈厚度的增加，游离龈缘的位置逐渐远离，自动地使SGCA增加。

　　此时，单纯地计算三角形的角度的话，与龈缘下1mm以上的肩台预备相比，相当于45°~60°的SGCA对游离龈的压力会更加柔和。另外，所谓的60°的SGCA只是一个临床经验上的数值而已，用临时性修复体进行一定时间的随访观察和确定诊断是必不可少的。

第3章

3 牙龈框架的设计

1. 牙龈框架的设计

在基牙预备时把完成线设定在龈下的目的，主要是出于美观和结构上的考虑。为了满足美观要求，以获得与人体之间的协调为目标去设计游离龈缘的形态，使之与牙列达到协调状态是非常重要的。

技师在设定龈下外形时，必须通过口内照片、X线片、牙周检查表等基础资料，充分了解是经过怎么样的治疗后才让技师方面接棒

的。之后在模型上的重要工作则是牙龈的修整（Trimming）。单单是牙龈修整这一个步骤就可以让牙冠位置发生变化，对于轴面形态的构成也会产生重大影响，因此必须谨慎处理。随意地去修整牙龈不仅会招致牙冠与牙龈之间的生物学不协调，更会使牙冠部的形态表现产生巨大障碍。在下一页，将会介绍正确的牙龈框架设计[1-2]的实际流程。

通过控制龈下外形而获得龈缘高度对称性的病例（图3-3-1）

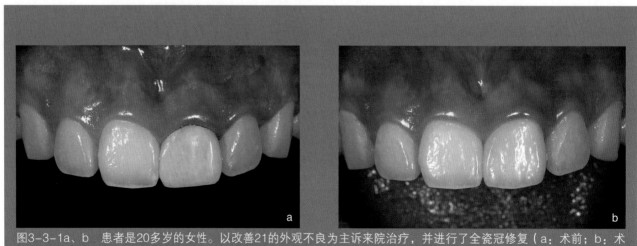

图3-3-1a、b　患者是20多岁的女性。以改善21的外观不良为主诉来院治疗，并进行了全瓷冠修复（a：术前；b：术后）。为了使左右侧的临床牙冠长度能够整齐一致，要注意完成线的设定位置，并通过控制龈下外形从而获得了龈缘高度的对称性（用IPS e.max Press来制作修复体）。

主治医生：泷野裕行（泷野齿科医院牙周种植中心）

2. 模型上的确认

在制作修复体之前，最初的工作是进行牙冠形态的模拟修复。考虑牙冠的大小，确定在可用的修复学空间中是否可能达到最理想的形态表现。此时，必须注意的是牙齿的位置关系以及殆关系，保持与邻牙之间的协调来决定邻接区的位置和牙齿的排列。在这个时候，强行地赋予不合理的牙冠形态以及排列会导致清洁性显著下降。

另外，切缘（牙尖）的位置决定会受到美学、功能以及牙颈部生物学等因素的限制，邻面则会受到排列操作以及牙冠宽度设定的限制（图3-3-2）。正因为原本牙冠形态的表现几乎不存在自由度，所以在受到种种限制的修复学空间中如何计划安排以展现出自然美感，可以说是最为重要的应用技术（图3-3-3）。

修复学空间带来的各种限制

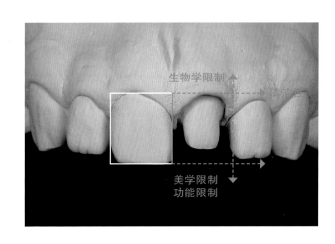

图3-3-2 切缘（牙尖）的位置会受到美学、功能、牙颈部生物学等因素的限制，邻面则会受到排列操作以及牙冠宽度的设定所带来的限制。

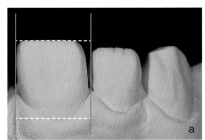
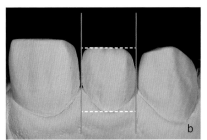
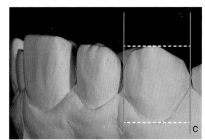

图3-3-3a~c 在各个牙齿的正面观察牙冠的宽度。在牙齿没有明显的位置不良的情况下，牙齿两侧的龈乳头顶点之间则是牙列所能允许的最大牙冠宽度。假设在这个宽度内无法达成理想的近远中解剖学宽度时，可以通过有技巧的排列操作去解决问题，但是这样会使清洁性明显下降。

确定游离龈与完成线之间的关系非常重要

作为对游离龈的考量，首先要从牙龈形态的对称性以及规律性出发进行观察。使用排龈线排龈后制取的印模所记录的游离龈信息绝对不能说是准确的，正确地决定最终设定的游离龈缘线与完成线之间的位置关系始终是最重要的。在设计游离龈时，必须在一定程度上反映牙根的形态以及牙齿的位置信息，并将此转移至临床牙冠形态上（**图3-3-4～图3-3-7**）。因此，在进行牙冠的外形、嵴、最大膨隆部位（牙颈部）等的位置设定时必须充分小心。

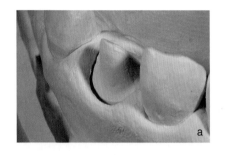
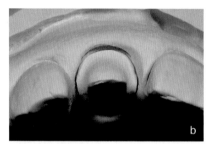

图3-3-4a、b　通过排龈取模可以获得精密的基牙信息，但是通过排龈后完全移位的游离龈来获得准确的牙龈位置信息是不可能的。此时，在牙列模型上做出最终判断会非常困难，因此通过口内试戴来进行确认是必不可少的。

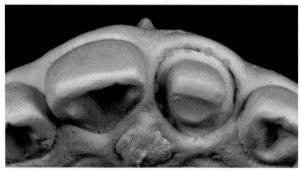

图3-3-5　虽然完成线的设定也会受到牙齿的萌出状态所影响，但是从切缘侧观察基牙时，常常可以通过外形线的形态在一定程度上推测出原本牙冠的嵴以及窝沟的走行位置。

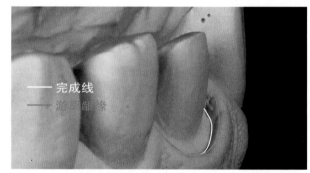

完成线
游离龈缘

图3-3-6　游离龈和完成线之间的位置关系，与龈下外形的设计有很大的关联。因此，需要充分地考虑牙龈的厚度、性状，包括取模时的状态。

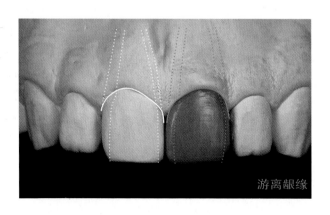

游离龈缘

图3-3-7　恢复牙冠形态时必须反映出牙齿的位置信息，保持与基牙之间的协调来设定牙冠的嵴以及膨隆，还要让牙冠形态与龈缘形态之间达到协调。

3. 牙冠形态的赋予

　　修整工作模型，进入形态恢复的阶段。此时（图3-3-8），如果不把游离龈形态反映在正确的牙冠形态上，则无法期待牙冠—牙龈之间获得具有连续性的协调形态。因此，为了准确地捕捉牙龈形态信息，让牙冠与牙龈形态能够连接起来，在工作模型的复制模型上进行制作是非常有效的，尤其是考虑牙龈缘下以及轴面形态时更具意义。

图3-3-8a　在复制模型上按照理想状态而制作的，重视对称性的牙冠形态蜡型（A）。

图3-3-8b　和游离龈之间的形态协调（A）。

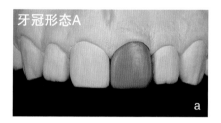 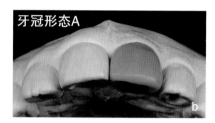

图3-3-8c　考虑龈下外形，在没有牙龈信息的活动代型上制作的牙冠形态蜡型（B）。

图3-3-8d　把制作了A蜡型的模型上的牙龈修整去除后，把B蜡型安装上去的话，该蜡型会因为接触到龈乳头而无法完全就位。这样制作的修复体在口内戴入可能会对牙龈产生过度的压力。

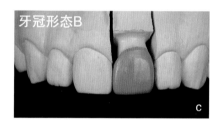 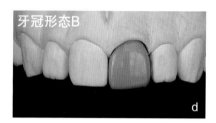

图3-3-8e　把接触部分的蜡型去除后，在模型上就位的状态。

图3-3-8f　从e的切缘侧观察。与b进行比较的话，可以发现唇侧产生了较大的间隙。此时对唇侧游离龈没能给予适当的压力。

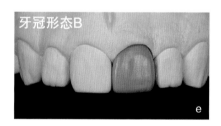 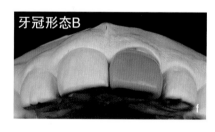

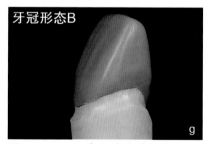 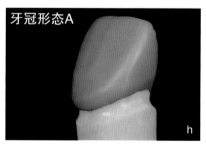 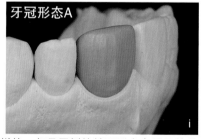

图3-3-8g~i　把两个完成好的牙冠形态蜡型进行对比后可见，切缘的位置几乎是一样的，但是唇侧的轴面形态有明显的差异，可以判断得出B蜡型在口腔内是很难得到像A蜡型那样与游离龈紧密贴合的状态。反过来可以知道A蜡型能够与牙龈紧密贴合，从而获得由龈缘开始向牙冠方向的自然过渡。牙龈缘下部分的设定最好是对牙龈加以不引起贫血带程度的压力，龈下外形在一定程度上诱导并伸展游离龈，让其与临床牙冠形态之间有自然的过渡。另外，作为口腔内的一个简单的确认方法，可以用三用枪对牙冠牙龈连接点（i的蓝色线位置）进行吹气，以此确认游离龈与牙冠之间的贴合状态。

4. 连续多颗牙修复时的"自下而上"设计

通常在进行牙龈修整设计（Trimming design）时，一般使用的是先把牙冠形态恢复成理想状态然后再进入牙龈修整阶段的"自上而下"设计（Top-down Design）。但是，根据修复方式（天然牙、种植体、桥体）以及条件的不同，对于游离龈的处理方法也当然不同，正确的加压程度也相互不同。因此，把游离龈的处理往后放，而临床牙冠的形态设定过于优先的话，所制作出来的临床牙冠常常无法令人满意地与牙龈缘下形态融为一体。另外，需要进行连续多颗牙的处理时，龈缘形态的设定会对各种美观要素产生巨大影响，所以把牙周组织（种植体的话则是种植体周组织）与牙冠的兼顾平衡作为最优先事项，在蜡型制作前先进行牙龈修整的"自下而上"设计（Ground-up Design）有时候非常奏效（**图3-3-9**）。

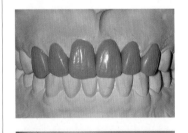

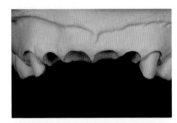

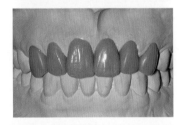

"自上而下"设计 — 蜡型制作 → 牙龈形态修整

"自下而上"设计 — 牙龈形态修整 → 蜡型制作

牙龈修整设计

· 游离龈缘
· 龈缘顶点
· 软组织轮廓 / 水平 / 厚度

· 龈乳头位置 / 高度
· 完成线深度
· 邻接区
　等

图3-3-9　"自上而下"设计（Top-down Design）以及"自下而上"设计（Ground-up Design）。通常在决定牙冠尺寸时，首先确定龈乳头顶点的位置，然后推算出各颗牙齿各自的宽度。另外，确定游离龈与完成线之间的位置关系，通过龈缘顶点至牙冠切缘之间的距离来决定牙冠长度。但是，在设计牙冠形态时，由于牙龈形态与其有着深刻的关联，需要根据龈乳头的高度来决定邻接区的位置。对于不同的游离龈厚度，其龈缘形态的处理也不同，牙冠所出现的位置决定着牙冠轴面形态的构成。因此，一定程度上把牙冠与牙龈之间的兼顾平衡作为优先事项，在满足生物学要求的基础上去设计出临床牙冠形态是非常重要的。

使用"自下而上"设计来决定龈缘形态的病例（图3-3-10）

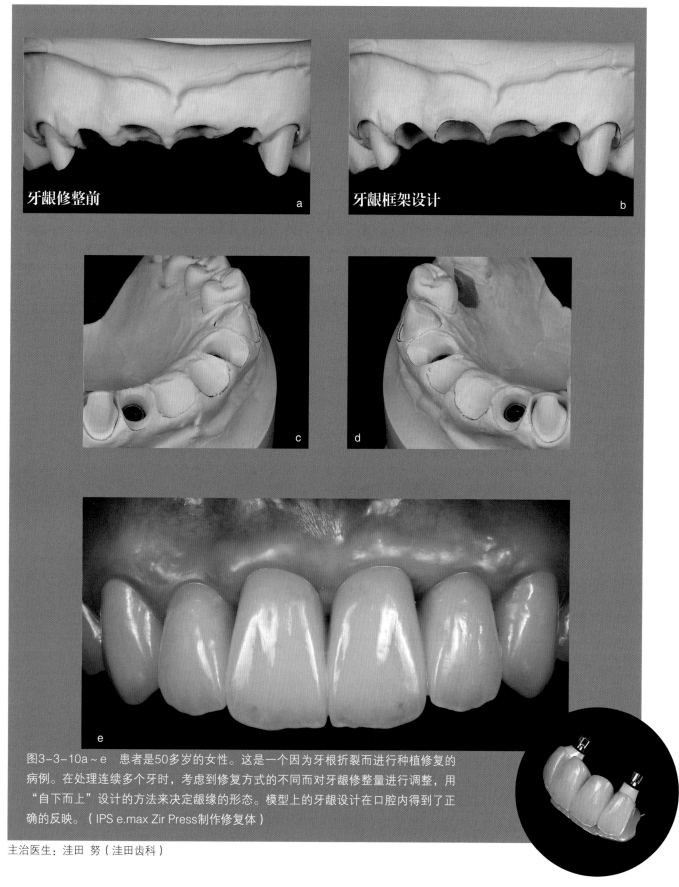

图3-3-10a～e　患者是50多岁的女性。这是一个因为牙根折裂而进行种植修复的病例。在处理连续多个牙时，考虑到修复方式的不同而对牙龈修整量进行调整，用"自下而上"设计的方法来决定龈缘的形态。模型上的牙龈设计在口腔内得到了正确的反映。（IPS e.max Zir Press制作修复体）

主治医生：洼田 努（洼田齿科）

5. 龈乳头的处理

在构筑牙龈框架的过程中，龈乳头的存在是健康牙周环境的一个重要标志。为了充满牙齿之间的空间，必须对其进行满足一定解剖学指标的修复学操作。龈乳头的处理必须遵守生物学宽度，特别要谨记牙—牙龈—牙槽骨的正确垂直向位置关系（Dentogingival Complex[3]）地去设定邻接区的位置以及牙齿间距离[3-4]。当然，天然牙以及种植体周组织学背景是各自不同的，作为保持牙龈高度（包括龈乳头）的条件，该部位必须存在一定量的里衬的牙槽骨。另外，Kois JC所报告的牙槽嵴顶到龈乳头顶之间的距离一般为

4.5～5mm[3]，具体数值会根据牙根之间的距离以及牙齿的排列状态而出现不同。Tarnow DP测量了上颌中切牙之间从邻接区到牙槽嵴顶的距离，统计结果显示两者的距离超过5mm的时候，龈乳头退缩的风险明显增高，此时牙龈"黑三角"的发生率也会明显增加[5]（**图3-3-11**）。最理想的牙根间距离一般为2mm，牙根间距离也是影响龈乳头高度的一个因素。这在种植修复的过程中也同样，必须充分留意种植体间距离以及上部结构的穿龈部分之间的距离设定[6-7]（**图3-3-12**）。

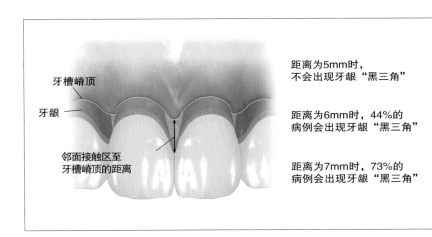

图3-3-11　Tarnow DP测量了上颌中切牙从邻接区到牙槽嵴顶的距离，对龈乳头退缩的发生率进行了统计调查（引自参考文献4，并作图；原图引自参考文献5）。

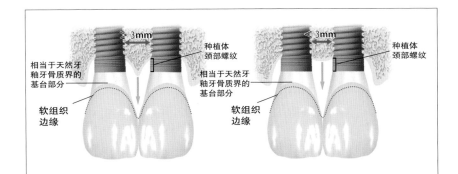

左图：如果能确保相邻两颗种植体的颈部之间的距离大于3mm，那么牙槽嵴顶上方可以存在3～4mm的龈乳头
右图：如果相邻两颗种植体的颈部之间的距离小于3mm，则龈乳头的高度明显降低

图3-3-12　相邻种植体之间的龈乳头高度与种植体间距离的关系（引图自参考文献7，并作图；原图引自参考文献6）。

进行外科与修复学的组织管理从而获得了理想牙龈框架的病例（图3-3-13）

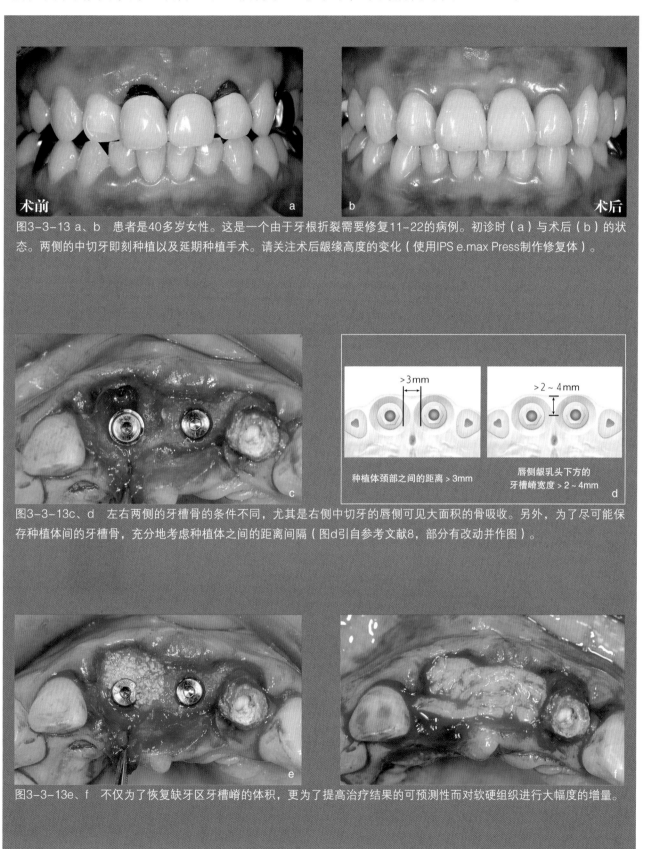

图3-3-13 a、b　患者是40多岁女性。这是一个由于牙根折裂需要修复11-22的病例。初诊时（a）与术后（b）的状态。两侧的中切牙即刻种植以及延期种植手术。请关注术后龈缘高度的变化（使用IPS e.max Press制作修复体）。

>3mm

种植体颈部之间的距离 >3mm

> 2 ~ 4mm

唇侧龈乳头下方的
牙槽嵴宽度 >2 ~ 4mm

图3-3-13c、d　左右两侧的牙槽骨的条件不同，尤其是右侧中切牙的唇侧可见大面积的骨吸收。另外，为了尽可能保存种植体间的牙槽骨，充分地考虑种植体之间的距离间隔（图d引自参考文献8，部分有改动并作图）。

图3-3-13e、f　不仅为了恢复缺牙区牙槽嵴的体积，更为了提高治疗结果的可预测性而对软硬组织进行大幅度的增量。

主治医生：泷野裕行（泷野齿科医院牙周种植中心）

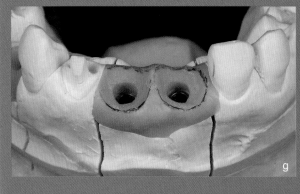 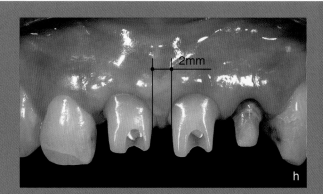

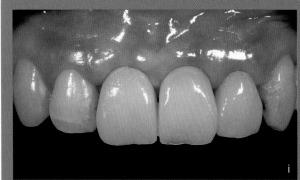 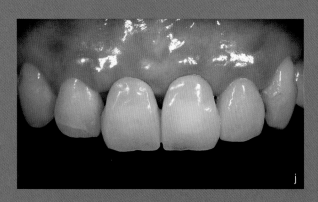

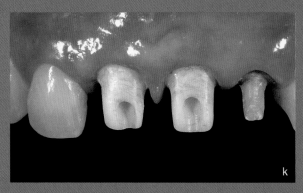

图3-3-13g～k　装上个性化临时愈合基台后，为了调整好穿龈部分的形态，在个性化临时基台装上临时性修复体。此时，尽管需要预测最终修复的穿龈部分形态而进行软组织塑形，在两个基台之间（基台最大宽度部位）设计了2mm的距离，把唇舌面到邻面之间的过渡区域（Transitional Area）作为中心，就像用手指轻轻捏起龈乳头周围的软组织一样，对牙龈模型进行修整，从牙龈缘下开始着手形态设定。在这之前，必须通过X线照片充分把握两颗种植体之间的牙槽嵴顶的位置。

另外，龈外展隙的调整是装上基台后观察龈乳头的状态来进行的，必要时在口腔内做最终调整。在本病例中，装上个性化临时基台后，为了促进龈乳头的成长，对临时性修复体的形状进行重塑（Reshape），让龈外展隙变得更宽广。虽然个性化临时基台的完成线设定在了较浅的位置，对龈乳头的加压主要还是依靠基台部分来完成。之后，依靠最终基台以及最终修复体（全瓷修复体）的生物相容性（表面性状）来辅助龈乳头的维持和成长，最终获得了龈乳头的良好恢复。

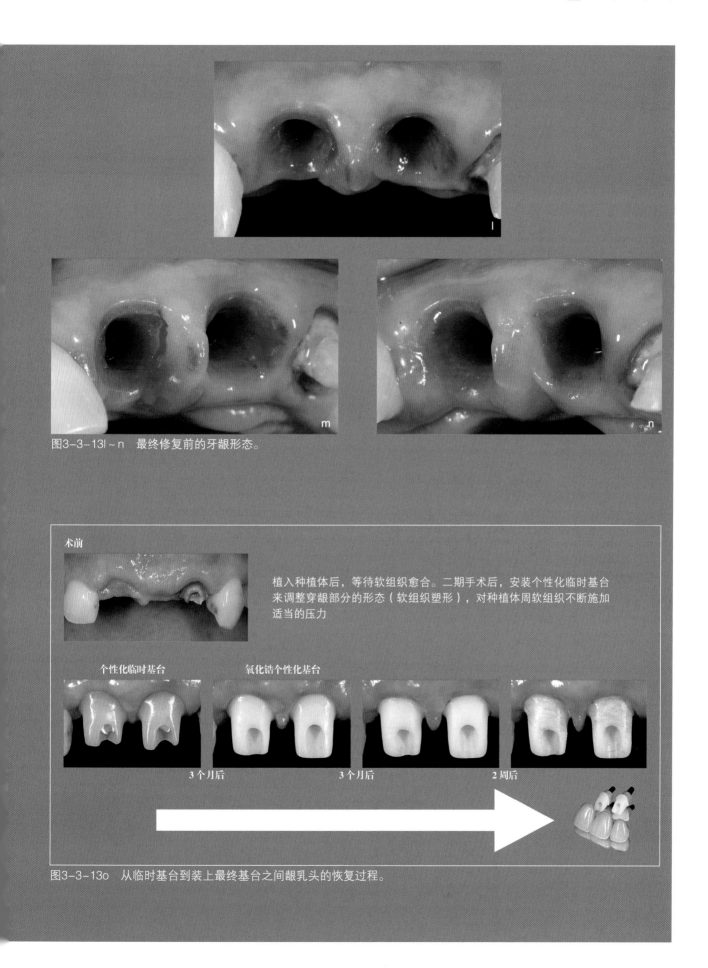

图3-3-13l～n　最终修复前的牙龈形态。

术前

植入种植体后，等待软组织愈合。二期手术后，安装个性化临时基台
来调整穿龈部分的形态（软组织塑形），对种植体周软组织不断施加
适当的压力

个性化临时基台　　　氧化锆个性化基台

3个月后　　　　　　　3个月后　　　　　　　2周后

图3-3-13o　从临时基台到装上最终基台之间龈乳头的恢复过程。

种植体穿龈部分近远中面的形态

对于种植体穿龈部分在近远中方向上的修复学考量，主要是对两种植体间的骨量的考量。种植体周骨会因为引起缺牙的原因和时期，还有外科术式等因素的影响而使其保存状态有所不同。连续多颗牙缺失进行种植修复时，相邻的天然牙的牙周组织状况不同也会让种植体周骨的条件产生巨大差异（种植体—种植体间、种植体—桥体间、种植体—天然牙间）。这个病例是从牙科X线片中读取种植体间牙槽骨顶的高度，让基台之间保持一定距离的同时，也能有点偏直线形状地从向冠方过渡，最终设计了一个在龈乳头部约3mm下方的位置能保持2mm的距离并且对龈乳头能产生适当的加压力的基台外形（**图3-3-14**）。另外，相邻的两个种植体中切牙之间，以及种植体与天然侧切牙之间赋予不同的膨隆位置和大小，调整基台的外形来达到与周围组织之间的协调。

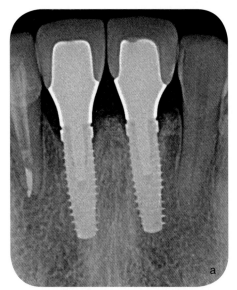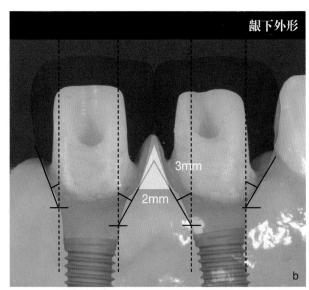

图3-3-14a、b 最终修复体戴入1个月后的状态。比起佩戴临时性修复体初期的状态，龈乳头更显得有所成长，高度也有增加。这是从牙龈缘下开始着手设计的基台形态、临时性修复体，还有全瓷材料所具有的生物相容性三者所共同带来的成果。

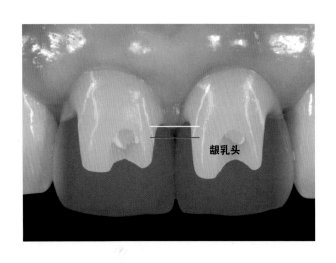

图3-3-14c 在佩戴个性化临时基台时的照片上，重叠了佩戴最终修复体1个月后的照片。可以确认龈乳头的恢复状态（白线是佩戴个性化临时基台时龈乳头的高度，红线是佩戴最终修复体1个月后龈乳头的高度）。

6. 牙周组织的处理

在进行牙冠修复时，基牙的完成线的设定位置会在美学以及生物学方面明显影响最终修复的结果。另外，对于生物学宽度的考量，原则上完成线不可以侵犯到结合上皮区域并且最深只能设置在龈沟内，但每个人的龈沟的深度以及结合上皮的位置都是不一样的。因此，应该充分把握每个个体的牙龈生物型（牙龈—骨—附着纤维等的量）以及牙周组织的解剖学位置关系，考虑治疗的目的和条件并灵活地处理牙周组织（**图3-3-15、图3-3-16，表3-3-1**）。

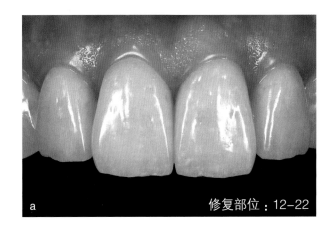

修复部位：12-22

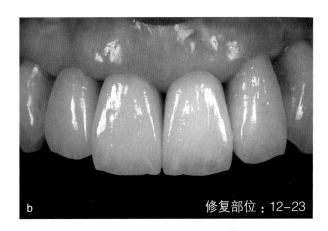

修复部位：12-23

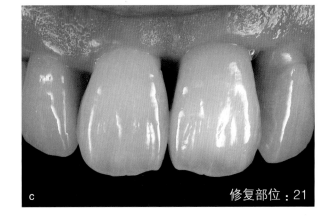

修复部位：21

图3-3-15a～c　这些病例的牙龈厚度、牙龈性状、牙槽骨的状态等牙周环境均大相径庭，因此修复处理的方式以及组织管理的难度也差异很大。

表3-3-1 牙齿形态与牙周组织的关系及其特征（根据兰源太郎对Weisgold AS的牙龈生物型分类[9-10]的改良，再加上参考文献4、7的内容以及笔者的个人观点改编而成）

	厚-平坦型	薄-扇贝型
牙齿形态	方形	三角形
牙根形态	与牙冠宽度近似，呈直线状	锥状
釉牙骨质界向唇侧牙颈部的膨隆（龈下外形）规律	受到牙冠唇侧的近远中嵴的距离以及包括唇中央嵴的各个嵴的发育状况所影响，无法一概而论。但主要可以分为：①从牙根流畅地过渡至牙冠，②牙冠与牙根之间有大的间隙。从牙齿的解剖学规律来看，尤其是有明显发达的唇侧中央嵴的卵圆化方形，以及三角形的牙齿的牙颈部膨隆会更发达，更倾向于②	
牙根间距离	狭窄	宽广
龈缘形态	平坦型	扇贝型
牙龈的质量	高密度的纤维	密度较低且软弱
牙龈的厚度	厚	薄
附着龈	量多并质量高	量少并质量低
牙槽骨的形状	厚的情况多数为平坦型	薄的情况多数为扇贝形
釉牙骨质界到牙槽嵴顶的高度差	低	高
龈乳头的高度	低	高
邻接区的位置	低且长的接触区	靠切缘侧1/3
风险因素	对于牙周炎以及对牙周组织的侵袭，牙龈会有增殖的倾向，形成深牙周袋	根据修复材料的选择容易出现阴影，冠边缘设定错误的话容易引起附着丧失和牙龈退缩
范例		

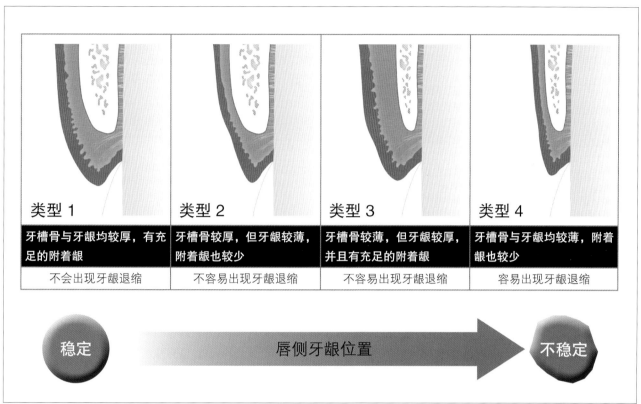

类型 1	类型 2	类型 3	类型 4
牙槽骨与牙龈均较厚，有充足的附着龈	牙槽骨较厚，但牙龈较薄，附着龈也较少	牙槽骨较薄，但牙龈较厚，并且有充足的附着龈	牙槽骨与牙龈均较薄，附着龈也较少
不会出现牙龈退缩	不容易出现牙龈退缩	不容易出现牙龈退缩	容易出现牙龈退缩

稳定 —— 唇侧牙龈位置 —— 不稳定

图3-3-16 根据牙龈与牙槽骨之间关系的Maynard JG[11]分类。

种植体周组织的环境整备与美学修复效果之间存在关联（图3-3-17）

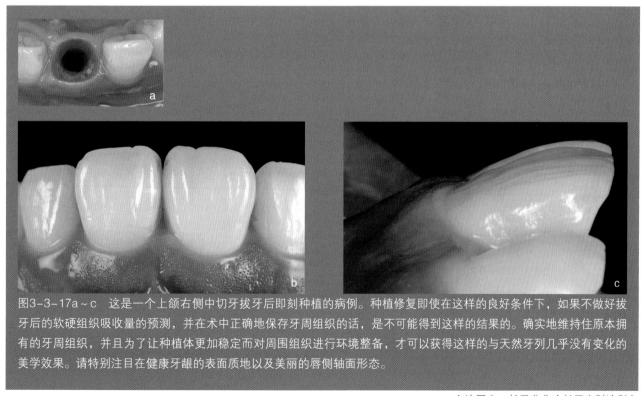

图3-3-17a~c 这是一个上颌右侧中切牙拔牙后即刻种植的病例。种植修复即使在这样的良好条件下，如果不做好拔牙后的软硬组织吸收量的预测，并在术中正确地保存牙周组织的话，是不可能得到这样的结果的。确实地维持住原本拥有的牙周组织，并且为了让种植体更加稳定而对周围组织进行环境整备，才可以获得这样的与天然牙列几乎没有变化的美学效果。请特别注目在健康牙龈的表面质地以及美丽的唇侧轴面形态。

主治医生：长尾龙典（长尾齿科诊所）

7. 外科与正畸组合的治疗选择和牙龈框架的设计

对龈缘高度进行美学改善时，如果牙齿以及牙周组织水平都需要大幅度改善的话，牙周成形手术以及正畸治疗当然是必需的。但是，如果仅通过龈沟内的修复学操作即可预见其改善的话，用修复体进行牙龈塑形也可以获得一定的效果。在这里，会与大家分享一些临床病例，提供把各种各样的治疗组合中的牙龈处理方法，并且展示这些治疗的界限在哪里（表3-3-2）。

表3-3-2　外科与正畸治疗组合的选择和牙龈框架的设计，以及术前和术后的牙龈框架变化

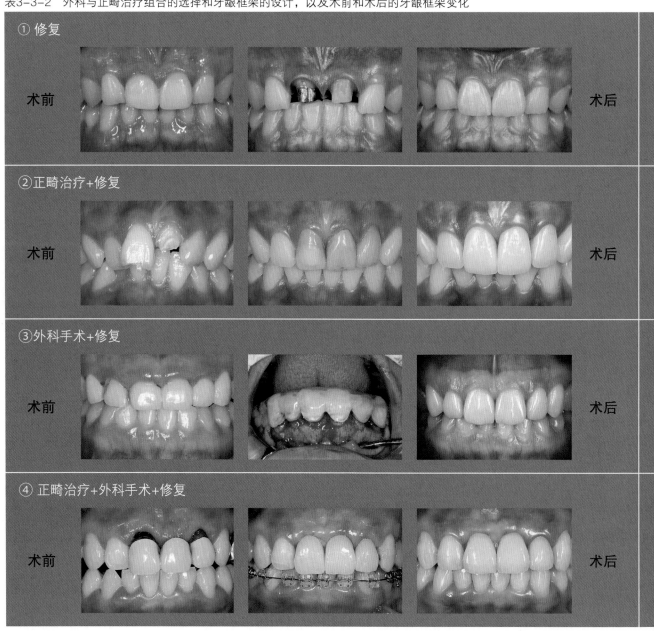

牙龈框架
切缘框架

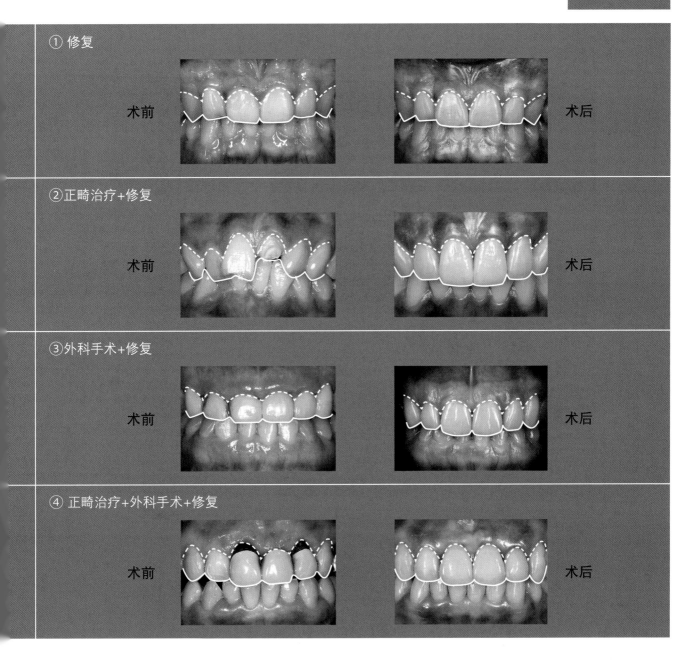

① 修复

术前　　　　　　术后

②正畸治疗+修复

术前　　　　　　术后

③外科手术+修复

术前　　　　　　术后

④ 正畸治疗+外科手术+修复

术前　　　　　　术后

通过修复改善龈缘高度的病例（图3-3-18）

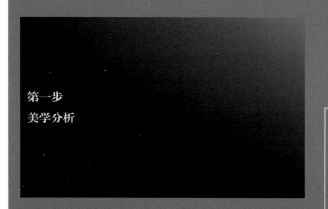

第一步
美学分析

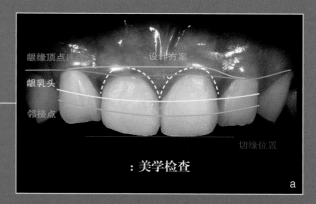

龈缘顶点　　　　　设计方案

龈乳头

邻接点

切缘位置

：美学检查

a

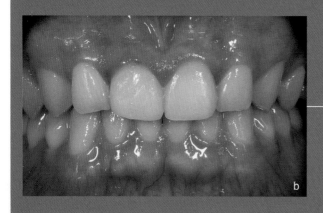

b

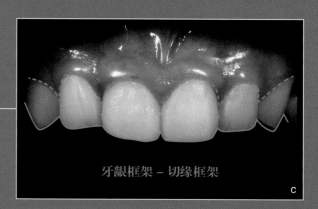

牙龈框架 - 切缘框架

c

图3-3-18a-d　表3-3-2的①修复病例。

　　患者是20多岁的女性。这是一个上颌两侧中切牙的全冠修复体颜色不良需要二次修复的病例。中切牙的临床牙冠长度也较短，可见牙龈框架处于不协调的状态，因此尝试用修复的方式来改善龈缘高度。

　　通过美学分析结果可知，把临床牙冠往根尖方向延长应该可以获得一定程度上的美观改善。另外，牙列的对称性和规律性在允许范围内，龈乳头的位置关系也可以推测出牙周环境处于良好的状态（d是根据参考文献12的Aki Yoshida的方法进行的分析）

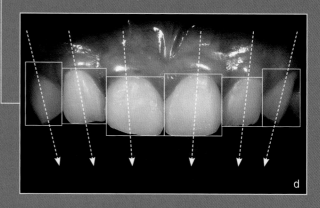

d

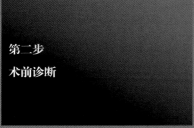
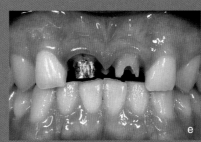
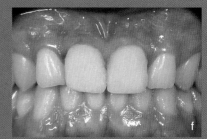

图3-3-18e、f 中切牙已经是失活牙，唇侧龈沟深度的测量值为3mm，口腔内几乎没有牙周环境问题，釉牙骨质界比现在的完成线处于更深的位置，可以判断中切牙应该是处于萌出不足的状态。在本病例中，考虑牙齿的萌出状态、牙龈生物型、患者的负担等等因素，不选择通过冠延长术切除牙龈，而是选择了用修复学的方式进行处理。另外，作为术前诊断，在口腔内进行直接取得诊断饰面，摸索能够重现理想的临床牙冠长度和龈缘高度的完成线位置。

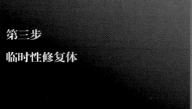
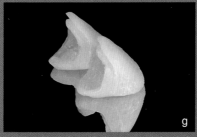
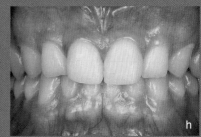

图3-3-18g、h 直接Mock-up之后，确认最终的游离龈缘位置以及大概的完成线位置，利用临时性修复体一边探寻游离龈的反应，一边往牙龈缘下的深部进发。

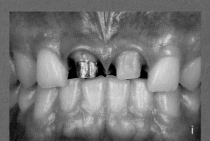
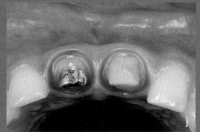

图3-3-18i、j 临时性修复体戴入后牙龈的状态。牙龈没有炎症并且反应良好，利用临时性修复体赋予了满足设计意图的游离龈缘形态。另外，在椅旁恰当的组织管理，可以让牙龈保持最佳状态进入最终修复体的制作阶段。

主治医生：洼田齿科的医生

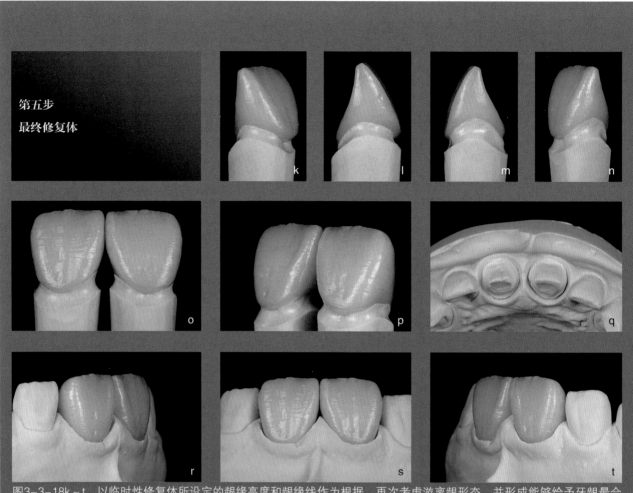

第五步
最终修复体

图3-3-18k~t 以临时性修复体所设定的龈缘高度和龈缘线作为根据,再次考虑游离龈形态,并形成能够给予牙龈最合适压力的龈下外形。

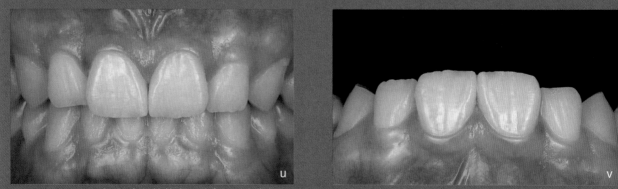

图3-3-18u、v 术后3个月的状态。游离龈反应良好,牙周组织处于紧致又健康的状态。另外,利用意图设定的龈下外形,可以恢复本来应有的临床牙冠长度,也获得了与牙列达到协调的牙龈框架(IPS e.max Press制作的修复体)。

外科牙冠延长术和修复学操作改善美学效果的病例（图3-3-19）

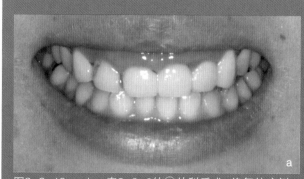
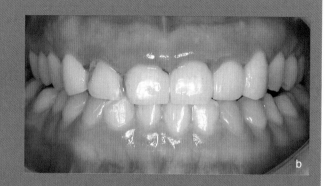

图3-3-19 a、b　表3-3-2的③外科手术+修复的病例。

　　患者是30多岁的女性，这是因不满意前牙形态而需要13-23重新修复的病例。图为初诊时的状态。上颌6颗前牙全部经过牙冠修复，牙龈可见大范围的发红和肿胀。另外，前牙与唇部的关系是典型的露龈笑，可见当初是为了用修复的方式来延长牙冠，所以选择了牙龈缘下的基牙预备，但完成线设定的位置过深侵犯了生物学宽度，引起了强烈的炎症反应。本病例使用冠延长术重新构筑了生物学宽度二次后进行了修复。

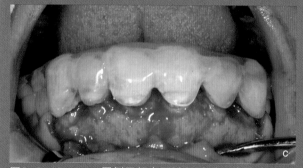
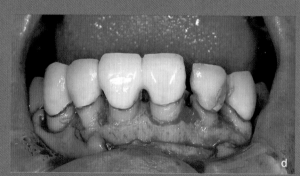

图3-3-19c、d　唇侧牙龈半厚瓣翻瓣后，使用外科导板来决定临床牙冠长度，遵守生物学宽度原则地切除和整形牙槽骨。试看牙冠边缘的话，就可以知道相对于临床牙冠长度，完成线曾经设定在非常深的位置。

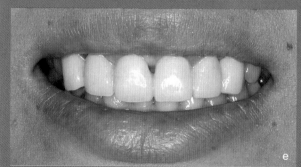
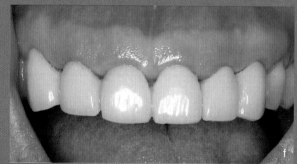

图3-3-19e、f　外科手术后的状态。唇部的平衡得到大幅度改善。术后的牙周状态也良好，从角化龈宽度可见附着龈的量已经充分确保。使用外科导板进行牙周成形手术，可以为后期的牙龈形态的最终设计保持充足的游离龈量（厚度、高度），但也可以确认到牙周外科手术后频发的红色带（Red band）的存在。另外，在软组织状态完全稳定下来之后重新对牙龈框架进行设计，经过临时性修复体阶段，最终设定完成线的位置。

主治医生：中田光太郎（中田齿科医院）

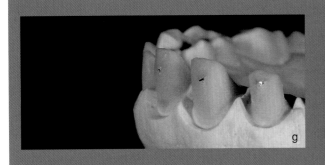
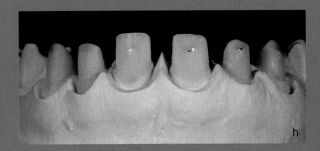

牙龈框架设计

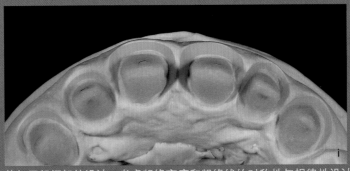

图3-3-19g~i　模型的修整与牙龈框架的设计。考虑龈缘高度和龈缘线的对称性与规律性设计修整部位。另外，在游离龈形态最终设计完成后，先确认是否有足够的牙龈厚度来确保其维持与稳定，再去决定龈下外形。

本病例中外科手术后牙周环境（牙龈生物型）的变化

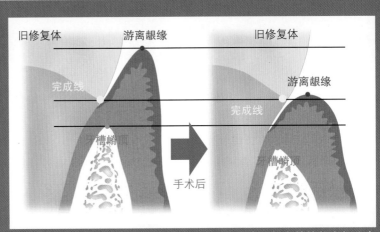

图3-3-19j　牙周成形手术后的牙周组织状态，会因为有意地对软硬组织的关系性加以修改而与术前的状态相比有巨大的变化。用外科手术延长牙冠时，牙龈瓣和牙槽嵴顶会向根尖侧移动，虽然牙周组织附着的位置与龈沟的设定也会有影响，但经过外科手术调整了牙周环境后的软组织会置换成更厚的牙龈，结果角化龈（游离龈+附着龈）的厚度也会随之增大。另外，牙槽骨边缘的形态处理不同，其变化也会有差异。结果术前与术后的牙周环境（牙龈生物型）会发生大幅度变化，使得修复体制作时必须对修复体的龈下外形有特别的考量。还有，结缔组织移植（CTG）等的需要软组织增厚的情况下则需要更深一层的考虑。

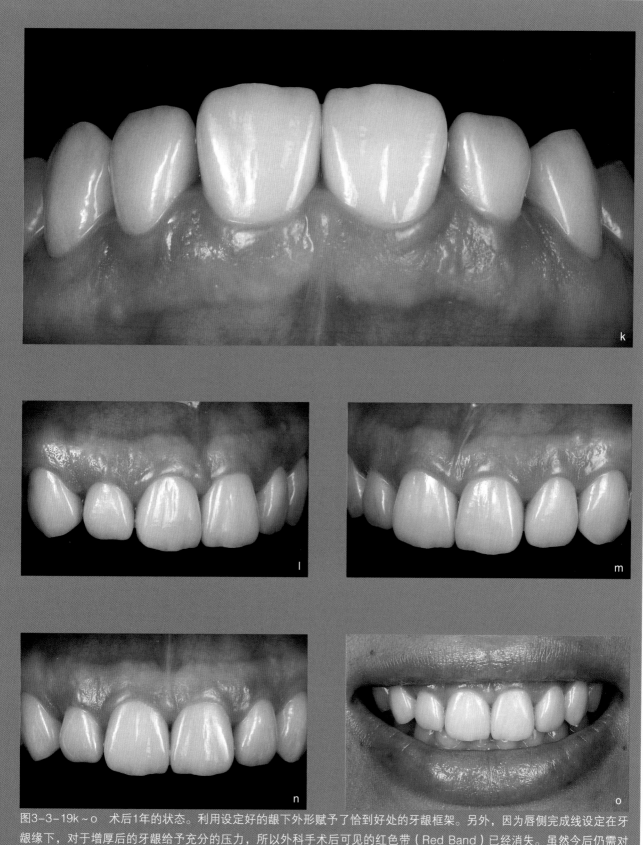

图3-3-19k~o　术后1年的状态。利用设定好的龈下外形赋予了恰到好处的牙龈框架。另外，因为唇侧完成线设定在牙龈缘下，对于增厚后的牙龈给予充分的压力，所以外科手术后可见的红色带（Red Band）已经消失。虽然今后仍需对术后的情况进行随访观察，但有厚度且紧致健康的牙龈状态让笔者对预后充满着期待。

龈下外形的观察

■本病例

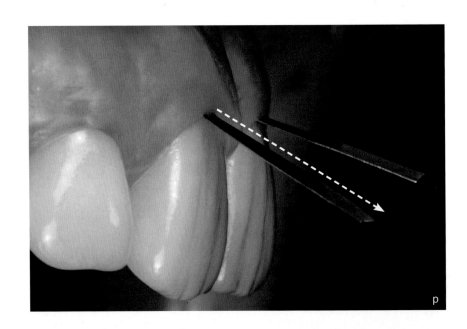

■天然牙列

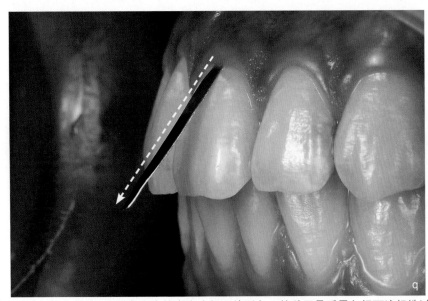

图3-3-19p、q　通常情况下，天然牙（中切牙）就像q那样有少许的膨隆（龈下外形），从釉牙骨质界向根面流畅地过渡，本病例（p）则展现了与牙轴方向相距甚远的龈下外形。在决定龈下外形的时候，首先需要把每颗牙齿的牙龈生物型都辨别清楚，对于在天然牙修复前通过外科手段修改了软硬组织关系性的病例，更加需要留心和注意。

上方图片的龈下外形的角度，意味着游离龈的厚度大幅增加，在通过外科手段变换牙龈生物型来增厚牙龈后，很多时候需要在牙龈缘下重新进行形态设定，通过修复学操作让游离龈获得足够的支持。不管怎么样，游离龈和完成线的位置关系需要十分的考量，常常要记住"根据游离龈的厚度设定适当的外形"，这个非常重要［本方法是根据参考文献13南 昌宏（南齿科医院）的方法进行分析］。

对于表 3-3-2 的**总结**

虽然**表3-3-2**的任何一个方法都获得了牙龈框架的改善，但其改善的范围可见明显的差异。正常情况下，因为龈缘线是由牙齿的位置以及牙周环境所决定的，单纯修复的适应范围极度狭小，也仅局限于修复部位，所以只能严格地去选择病例。另外，即使进行了外科手术，牙齿的位置会产生更加举足轻重的影响，所以只需要垂直方向上改变牙龈框架时外科手术才是有效的。反过来，改变牙齿位置本身的正畸治疗，可以做到在垂直和近远中方向改变牙龈框架，因此正畸的介入能够在美学和功能上获得极大的效果（**表3-3-3**）。

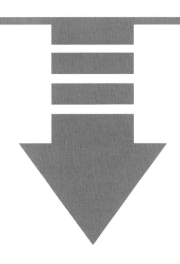

表3-3-3　对于牙龈框架的各种治疗方法的界限（从冠状面看）

修复	适应范围狭窄，仅局限在需要修复的部位，最多也只能在1～2mm的程度上改变龈缘高度
+外科手术	可以在垂直向（切缘-根尖方向）改变牙龈框架
+正畸治疗	可以在垂直向、近远中向改变牙龈框架，美学和功能的治疗效果明显

4 考虑牙龈美学的美学修复

1. 临时性修复体的角色

在美学修复中，为了获得更好的牙冠和牙龈美学效果，临时性修复体的运用及其考量是不可缺少的[1-2]。而①生物学宽度、②龈牙复合体（牙齿—牙龈—牙槽骨的解剖学关系）、③牙龈生物型（牙龈—骨—附着纤维等的量）、④牙龈的形态、色调、性状等因素的考量对于牙龈美学的获得非常重要。必须在谋求与牙冠美学的整合性的同时确实地处理好这些因素。另外，如何有计划地将这些因素反映在最终修复体上，很大一部分工作需要交托给基牙预备的设计（**图3-4-1、图3-4-2**）。

1. 临床牙冠的形态与排列

2. 重现美学效果所需要的预备量

3. 切缘框架[3]（切缘线的连续性）

4. 参考牙的色调（牙颈部的明度和切缘部透明层的设定）

5. 修复材料

6. 基牙的变色

7. 有无金属桩核及其范围。

......

图3-4-1 基牙预备时获得牙冠美学的考量点。

1. 生物学宽度

2. 龈牙复合体（牙齿—牙龈—牙槽骨的解剖学关系）

3. 牙龈生物型（牙龈—骨—附着纤维等的量）

4. 牙龈的炎症

5. 完成线的设定位置

6. 牙龈框架[3]（龈缘的位置和形态的连续性）

7. 龈乳头的状态和牙根间距离

8. 牙龈的色调

......

图3-4-2 基牙预备时获得牙龈美学的考量点。

改善龈缘高度和关闭牙龈"黑三角"的病例（图3-4-3~图3-4-6）

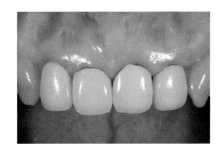

图3-4-3　这是一个上颌4颗前牙牙冠修复的病例。从术前的评估可以看出牙冠形态、颜色的不协调，尤其是不整齐的龈缘高度让前牙美观明显受损。因此，为了改善牙冠、牙龈的美学效果，使用了外科手术和修复学操作以获得理想的牙龈框架。

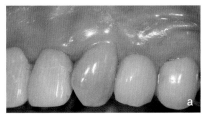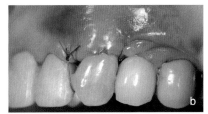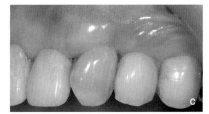

图3-3-4a~c　首先，针对左侧尖牙的牙龈退缩，进行了伴结缔组织移植的根面覆盖术，作为一个获得牙龈框架连续性以及左右对称性的修复前处理。

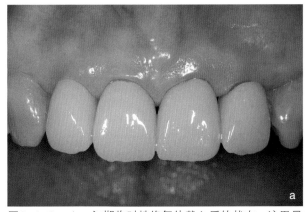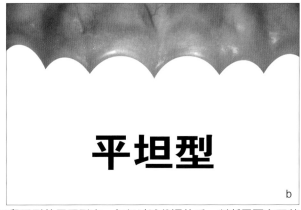

图3-4-5a、b　初期临时性修复体戴入后的状态，这里虽然赋予了卵圆形的牙冠形态，但经过试戴评估后，判断需要变更其形态和大小。另外，本病例属于平坦型的牙龈框架，所以要求更多考虑龈外展隙的形态。

图3-4-6　患者属于轻度的露龈笑，需要把龈缘的位置向根尖侧移动，因此决定利用修复学操作控制龈下外形来调整龈缘位置。决定了龈缘顶点之后，有意让游离龈缘和完成线获得等间隔且相似的形态走向，这样来设定基牙的边缘是最理想的。

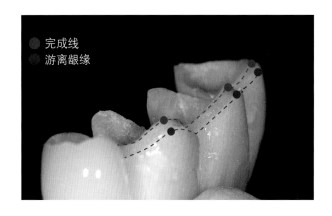

通过临时性修复体改变游离龈缘形体的步骤（图3-4-7～图3-4-14）

第一步

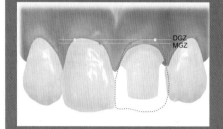 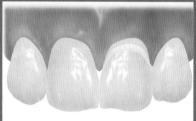

决定游离龈缘的顶端（龈缘顶点）后，在牙龈上使用流动复合树脂直接取得诊断饰面出预计变更后的游离龈缘形态。

DGZ：远中龈缘顶点

MGZ：近中龈缘顶点

第二步

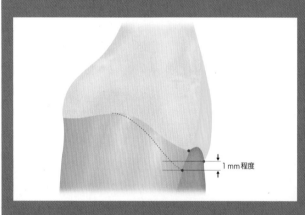

确认原有的完成线以及与游离龈缘的位置关系，如果可以在新设定的游离龈缘位置的基础上再深1mm左右设定新的边缘的话，则在牙龈沟内重新设定完成线。此时，必须充分考虑游离龈的厚度以及确保生物学宽度。

第三步

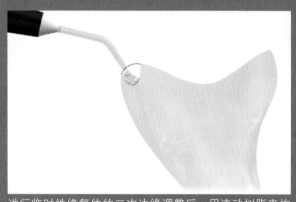

进行临时性修复体的二次边缘调整后，用流动树脂来恢复临时性修复体边缘上的凹陷部分，完成龈下外形的调整。

第四步

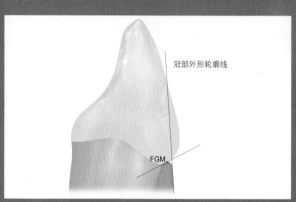

沿着冠部外形轮廓线来调整龈下至龈上的过渡区域，使之适配与游离龈缘之间的位置关系。

FGM：游离龈缘

第五步

对牙冠形态与牙龈形态是否协调，口唇部、颜面部的关系性是否良好，进行最终评估。

图3-4-7　临时性修复体的二次边缘调整以及龈下外形的调整。

图3-4-8a、b 调整临时性修复体后的状态。通过调整切缘长度和赋予龈下外形让游离龈缘的形态发生改变。另外，因为低骨嵴顶（Low Crest）且平坦的游离龈缘形态，所以充分避免牙龈"黑三角"的出现，把牙冠形态从卵圆形调整为方图形。

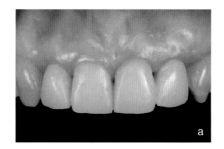
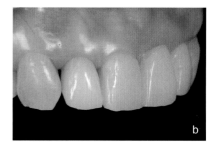

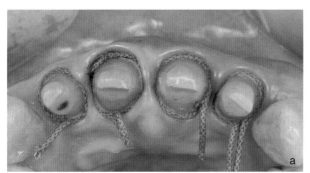
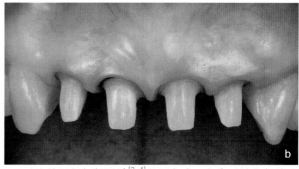

图3-4-9a、b 通过临时性修复体进行适当的软组织管理，让美丽又对称的牙龈框架设计[3-4]得以完成。由临时性修复体来管理的游离龈，也让取模的过程更加顺利。

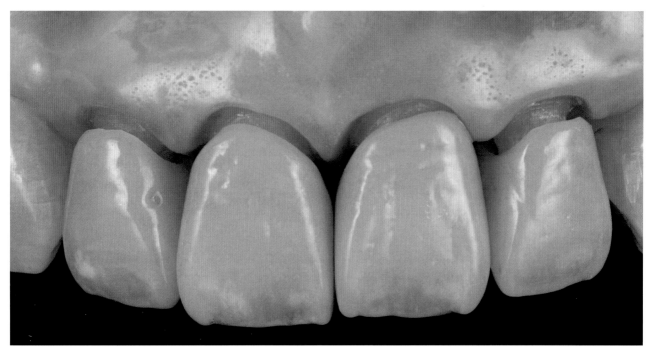

图3-4-10 最终修复体的戴入。对于临时性修复体成形后的游离龈，龈下外形必须与其紧密贴合。游离龈缘的位置信息可以通过精密的印模来传达，但排龈等的操作必定会使位置关系出现误差，所以最终的调整工作中必须在口腔内试戴和Pick-up印模（修复体戴入口内后取模）后的再评估。可惜，若想要用像瓷粉那样的反复出现烧结收缩的材料进行形态置换的话，这样的精细操作是极为困难的，所以才会选择了铸瓷修复。

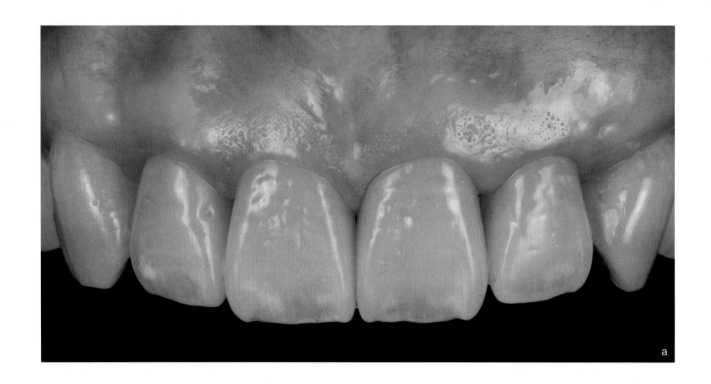

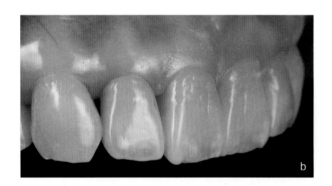

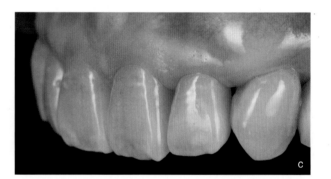

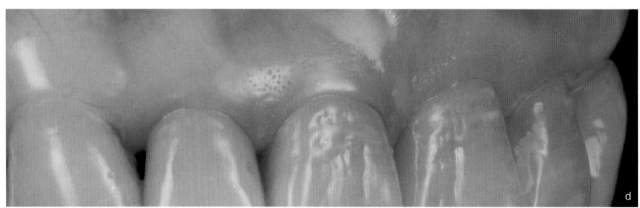

图3-4-11a~d　口腔内试戴后的状态。尤其是21的近中部分，最终的修复体形态修正了临时性修复体上的过度外形部分，因此和游离龈之间的适合性有所不足。

图3-4-12 修复体试戴2周后的状态。最终修复体戴入后，让更加精密的牙龈框架得以完成。

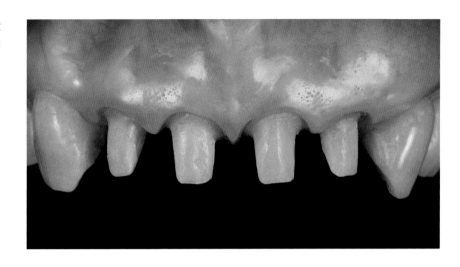

图3-4-13 修复体试戴后沟内上皮未见特别显眼的炎症反应，可以得知龈下做了恰到好处的炎症控制，可以进入最终粘接的阶段。

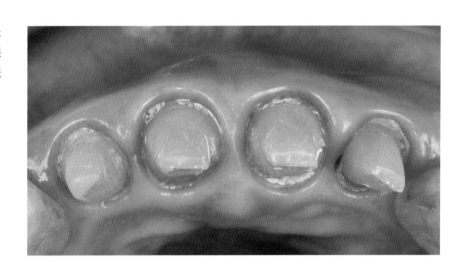

图3-4-14 最终修复体粘接约1个月后的状态。陶瓷的生物相容性让21近中部分牙龈缝隙完全消失。牙龈也未见炎症反应，术后良好的修复体–牙周组织关系仍然得到保持。另外，对于低骨嵴顶（Low Crest）的牙龈形态，使用了长邻接区（Long Contact）来防止牙龈"黑三角"的出现。结果，牙冠与牙龈均处于美观且协调的状态［主治医生：泷野裕行（泷野齿科医院牙周种植中心）/山口佑亮（山口综合齿科）］。

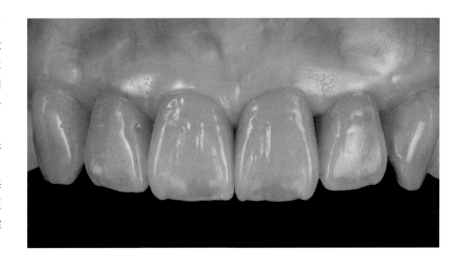

2. 龈乳头的管理

接下来，阐述一下对于牙龈框架的构成所不可缺少的龈乳头的修复学管理。

首先，龈乳头容纳在牙冠唇侧与舌侧的嵴所交汇而成的邻接区下方的凹陷——邻面凹陷（Proximal Concave）中。但是，临床上的处理不单单要模仿天然牙的形态，还要根据牙周组织的状况来赋予其形态（图3-4-15）。必须着眼于两牙之间牙槽骨顶开始的垂直向距离、牙根之间的水平向距离，还有龈乳头下组织的唇舌向组织量，探寻正确的龈乳头的形态处理[5]（图3-4-16、图3-4-17）。

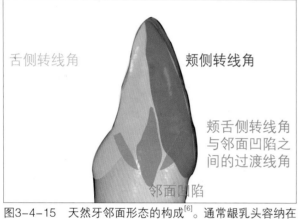

图3-4-15　天然牙邻面形态的构成[6]。通常龈乳头容纳在牙冠唇侧与舌侧的嵴所交汇而成的邻接区下方的凹陷中。

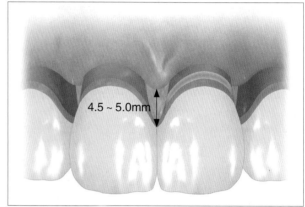

图3-4-16　上颌中切牙的龈乳头退缩的发生率[7-8]。

5mm：不出现黑三角（Black Space）

6mm：44%的病例出现黑色空隙

7mm：73%的病例出现黑色空隙

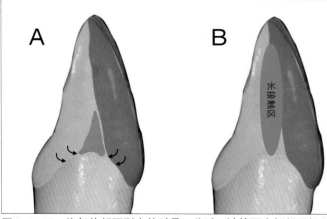

A：可以寄望于龈乳头重建时，把握好邻接区与牙槽嵴顶的距离，在适当的位置设定邻接区，形态处理应该在唇舌侧的嵴的龈下区域向龈乳头的下方施加适当的压力[9]

B：无法寄望于龈乳头重建时，为了封锁牙龈黑三角，应该使用长接触区的方式进行形态处理

图3-4-17　修复体邻面形态的赋予。此时，计算两个相邻牙根之间的距离，两牙根相互接近、距离少于2mm时用A形式；两牙根相互离开、距离大于2mm时使用B形式来进行处理。

不合适的邻面形态对龈乳头的影响（图3-4-18～图3-4-25）

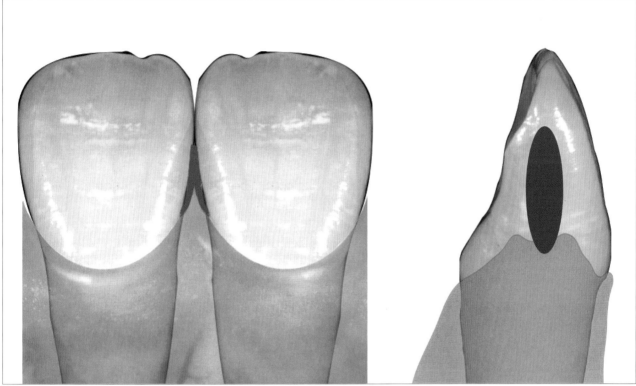

图3-4-18 使龈乳头退缩的修复学原因主要是外形不良以及适合性不良。另外，不管是过度外形（Over Contour）还是不足外形（Under Contour）均可成为炎症发生的原因。尤其在龈乳头顶部主要是非角化上皮组织，对于炎症的抵抗能力较弱，从牙龈缘下开始的机械性过度外形可以使前牙区也容易出现马鞍状龈乳头[10-11]。作为修复前龈乳头状况的判断材料，牙科X线片和能够确认炎症等的状态的口腔内照片是必需的，必须充分地进行术前检查，以此为依据来决定究竟是积极地去封锁下方的龈外展隙，还是开放它让龈乳头自身得到重建。

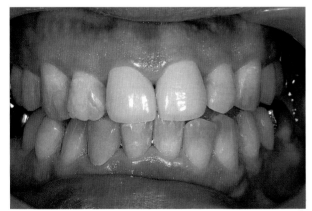

图3-4-19 这是上颌两侧中切牙美观不良而重新修复的病例。虽然非常轻度，但可以确认龈乳头部出现了黑三角。

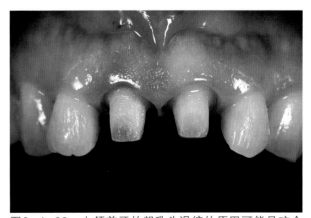

图3-4-20 上颌前牙的龈乳头退缩的原因可能是咬合的问题，而修复体对龈乳头的过度压迫引起了双重乳头（Double Papilla）的出现。

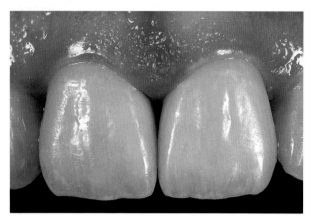

图3-4-21 最终修复体戴入后的状态。预测龈乳头会自我重建，所以积极地开放龈外展隙，但在龈下区域还是给予了适当的压力。

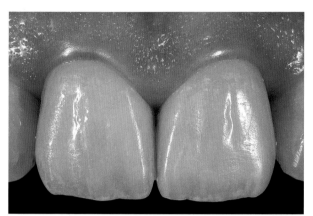

图3-4-22 戴入1周后的状态。通过赋予适当的邻面形态，龈外展隙已经完全被龈乳头充盈封锁住。

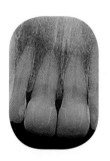

图3-4-23 考虑牙列和牙槽嵴顶、龈乳头之间的平衡来设定邻接区位置，因此从戴入后的状态可以看出设定的邻接区在正确的位置上，与牙槽嵴顶的距离也适当。

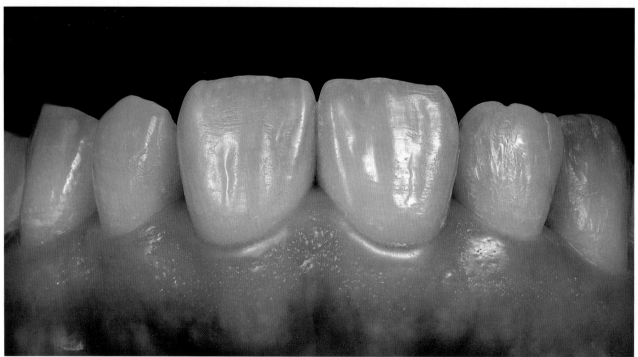

图3-4-24 戴入3个月后的状态。因为龈乳头的重建，牙龈框架也得到了改善。两中切牙间的龈乳头以及唇舌向的牙槽骨均有一定的宽度，与其他位置相比，上颌中切牙之间的龈乳头有更好的条件可以期待其重建。所以，以解剖结构为标准的修复前分析会明显影响修复结果［主治医生：泷野裕行（泷野齿科医院牙周种植中心）/ 山口佑亮（山口综合齿科）］。

龈乳头的处理

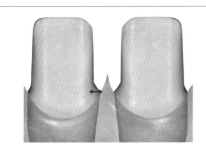

牙根间距离小于2mm的情况

牙根之间距离越接近，牙龈黑三角的闭锁率会越高，因此不需要积极地在牙龈缘下设定完成线，但也要把握好邻接区与牙槽骨顶的垂直向距离，注意不要对龈乳头部位施加过度的压力。

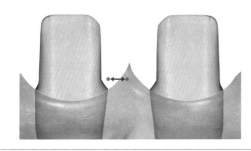

牙根间距离大于2mm的情况

牙根之间距离越远，则越需要考虑封锁龈外展隙。另外，为了封锁牙龈黑三角和形成龈乳头，有必要积极地进行龈缘下的龈乳头管理。此时，从牙龈缘下开始，保持适当的距离（2mm左右），对龈乳头进行加压。

图3-4-25 邻面完成线的设定标准。

处理龈乳头前，应该审视清楚：①牙齿的排列；②牙根间距离；③天然牙的形态特征；④邻面牙槽嵴的高度和宽度；⑤龈乳头下方的唇舌向组织量等这些条件再去进行。假设牙根间距离变得更狭窄时，牙冠的解剖学特征也会参与进来，使相对于牙冠长度的龈乳头比例会减少。Cho等[12]和佐佐木等[13]对牙根的水平向距离（牙槽嵴顶部）和龈乳头的高度之间的关系进行了统计，佐佐木等报告指出，拥有健康牙周组织的上颌中切牙之间的龈乳头高度平均在4mm，牙根间距离平均在2mm。另外，以2mm为分界龈乳头的高度会发生明显变化，当牙根间距离少于2mm时，牙龈黑三角的封锁率会变高。另外，随着牙根间距离的变大，牙龈框架也会平坦化，所以在使用修复体来形成龈乳头时，在牙龈缘下赋予"半桥体（Half Pontic）"形态让两牙的外形相互靠近，使得适当的距离（2mm左右）得以重现。与此同时，让龈缘顶点往根尖方向移动，赋予龈乳头顶点一龈缘顶点之间更大的高度差，也可以在视觉效果上对牙龈框架加以改变。为了用修复学方式完成龈乳头的黑三角的形成，在适当的距离设定下从牙龈缘下开始给予龈乳头充足的支持是很重要的（图3-4-26、图3-4-27）。

①牙齿的排列状态

②牙根间距离

③天然牙的形态特征

④邻面牙槽嵴的高度和宽度

⑤龈乳头下方的唇舌向组织量

图3-4-26 龈乳头高度的决定因素。

①邻接区的设定

②邻面形态

③龈下外形的设定

④适合性的精确程度

⑤表面性状

图3-4-27 对于修复体的考量。

参考文献

1 牙龈美学的理解

[1] Frush JP, Fisher RD. How dentogenics interprets the personality factor. J Prosthet Dent 1956 ; 6 (4) : 441-449.

[2] Frush JP, Fisher RD. How dentogenic restoration interprets the personality factor. J Prosthet Dent 1956 ; 6 (2) : 160-172.

[3] Frush JP, Fisher RD. The age factor in dentogenics. J Prosthet Dent 1957 ; 7 (1) : 5-13.

[4] Frush JP, Fisher RD. The dynesthetic interpretation of the dentogenic concept. J Prosthet Dent 1958 ; 8 (4) : 558-581.

[5] Van Der Geld P, Oosterveld P, Berge SJ, Kuijpers-Jagtman AM. Tooth display and lip position during spontaneous and posed smiling in adults. Acta Odontol Scand 2008 ; 66 (4) : 207-213.

[6] Vig RG, Brundo GC. The kinetics of anterior tooth display. J Prosthet Dent 1978 ; 39 (5) : 502-504.

[7] Camara CA. Aesthetics in Orthodontics: six horizontal smile lines. Dental Press J Orthod 2010 ; 15 (1) : 118-131.

[8] Tjan AH, Miller GD, The JG. Some esthetic factors in a smile. J Prosthet Dent 1984 ; 51 (1) : 24-28.

[9] Hochman MN, Chu SJ, Tarnow DP. Maxillary anterior papilla display during smiling: a clinical study of the interdental smile line. Int J Periodontics Restorative Dent 2012 ; 32 (4) : 375-383.

[10] Levine RA, McGuire M. The diagnosis and treatment of the gummy smile. Compend Contin Educ Dent 1997 ; 18 (8) : 757-762, 764 ; quiz 766.

[11] Lee EA. Aesthetic crown lengthening: classification, biologic rationale, and treatment planning considerations. Pract Proced Aesthet Dent 2004 ; 16 (10) : 769-778 ; quiz 780.

[12] Ackerman MB, Ackerman JL. Smile analysis and design in the digital era. J Clin Orthod 2002 ; 36 (4) : 221-236.

[13] Ackerman JL, Ackerman MB, Brensinger CM, Landis JR. A morphometric analysis of the posed smile. Clin Orthod Res 1998 ; 1 (1) : 2-11.

[14] Fürhauser R, Florescu D, Benesch T, Haas R, Mailath G, Watzek G. Evaluation of soft tissue around single-tooth implant crowns: the pink esthetic score. Clin Oral Implants Res 2005 ; 16 (6) : 639-644.

[15] Belser UC, Grütter L, Vailati F, Bornstein MM, Weber HP, Buser D. Outcome evaluation of early placed maxillary anterior single-tooth implants using objective esthetic criteria: a cross-sectional, retrospective study in 45 patients with a 2- to 4-year follow-up using pink and white esthetic scores. J Periodontol 2009 ; 80 (1) : 140-151.

[16] Townsend C. Prerestorative periodontal plastic surgery. Creating the gingival framework for the ideal smile. Dent Today 2004 ; 23 (2) : 130-133.

[17] 土屋賢司. 包括的治療戦略 修復治療成功のために. 東京：医歯薬出版, 2010.

[18] Marcuschamer E, Tsukiyama T, Griffin TJ, Arguello E, Gallucci GO, Magne P. Anatomical crown width/length ratios of worn and unworn maxillary teeth in Asian subjects. Int J Periodontics Restorative Dent 2011 ; 31 (5) : 495-503.

[19] Magne P, Gallucci GO, Belser UC. Anatomic crown width/length ratios of unworn and worn maxillary teeth in white subjects. J Prosthet Dent 2003 ; 89 (5) : 453-461.

[20] 都築優治. Biological Esthetics by Gingival Framework Design ―歯列に調和した辺縁歯肉形態への配慮と設計. QDT 2014;39(5-9): 100-114, 124-137, 114-129, 114-132, 112-132.

[21] Saadoun AP, LeGall M, Touati B. Selection and ideal tridimensional implant position for soft tissue aesthetics. Pract Periodontics Aesthet Dent 1999 ; 11 (9) : 1063-1072 ; quiz 1074.

[22] Kois JC. Altering Gingival Levels: The Restorative Connection Part I: Biologic Variables. J Esthet Dent 1994 ; 6 (1) : 3-9.

[23] 小濱忠一. 前歯部審美修復 天然歯編 難易度鑑別診断とその治療戦略. 東京：クインテッセンス出版, 2007.

[24] Chu SJ, Tarnow DP, Tan JH, Stappert CF. Papilla proportions in the maxillary anterior dentition. Int J Periodontics Restorative Dent 2009 ; 29 (4) : 385-393.

[25] Stappert CF, Tarnow DP, Tan JH, Chu SJ. Proximal contact areas of the maxillary anterior dentition. Int J Periodontics Restorative Dent 2010 ; 30 (5) : 471-477.

[26] 藤田恒太郎, 桐野忠大. 歯の解剖学 改訂版. 東京：金原出版, 1967.

[27] 片岡繁夫, 西村好美. ネイチャーズ・モルフォロジー ―天然歯牙に学ぶ形態学―. 東京：クインテッセンス出版, 2003.

[28] Cho HS, Jang HS, Kim DK, Park JC, Kim HJ, Choi SH, Kim CK, Kim BO. The effects of interproximal distance between roots on the existence of interdental papillae according to the distance from the contact point to the alveolar crest. J Periodontol 2006 ; 77 (10) : 1651-1657.

[29] 佐々木猛, 水野秀治, 松井徳雄. APF 後の軟組織の回復：上顎中切歯歯間乳頭に焦点を当てて：1 健康な歯周組織における歯間乳頭の高さと歯根間距離. The Quintessence 2010 ; 29 (1) : 130-138.

[30] Goaslind GD, Robertson PB, Mahan CJ, Morrison WW, Olson JV. Thickness of facial gingiva. J Periodontol 1977 ; 48 (12) : 768-771.

[31] Sanavi F, Weisgold AS, Rose LF. Biologic width and its relation to periodontal biotypes. J Esthet Dent 1998 ; 10 (3) : 157-163.

[32] Maynard JG Jr, Wilson RD. Physiologic dimensions of the periodontium significant to the restorative dentist. J Periodontol 1979 ; 50 (4) : 170-174.

[33] 桑田正博. 金属焼付ポーセレンの理論と実際―クラウン・ブリッジ製作のために. 東京：医歯薬出版, 1977.

[34] 山﨑長郎, 南昌宏. クラウンカントゥアの要件は歯肉のサポートにある. 補綴臨床 2001 ; 34 (11) : 638-657.

[35] 南昌宏. 唇側クラウンカントゥア調整の基準. The Quintessence 2007 ; 26 (1) : 74-85.

[36] Powell N, Humphrey B. Proportions of the aesthetic face. New York: Thieme-Stratton, 1984.

[37] Claude Rufenacht. Fundamentals of esthetics. Illinois: Quintessence Publishing , 1990.

[38] Patterson CN, Powell DG. Facial analysis in patient evaluation for physiologic and cosmetic surgery. Laryngoscope 1974 ; 84 (6) : 1004-1019.

[39] Broadbent TR, Mathews VL. Artistic relationships in surface anatomy of the face: application to reconstructive surgery. Plast Reconstr Surg (1946) 1957 ; 20 (1) : 1-17.

[40] Profitt WR, Epker BN, Ackerman JL. Systematic description of dentofacial deformities: the database. In: Bell WH. Profitt WR. White RP Jr (ed). Surgical correction of dentofacial deformities. Philadelphia: WB Saunders, 1980 : 105-154.

[41] 中田光太郎, 木林博之（監著）, 岡田素平太, 奥野幾久, 小田師巳, 尾野誠, 園山亘, 都築優治, 山羽徹（著）. エビデンスに基づいたペリオドンタルプラスティックサージェリー イラストで見る拡大視野での臨床テクニック. 東京：クインテッセンス出版, 2016.

2 修復体的生物学协调

[1] 土屋賢司. 包括的治療戦略 修復治療成功のために. 東京：医歯薬出版, 2010.

[2] Townsend C. Prerestorative periodontal plastic surgery. Creating the gingival framework for the ideal smile. Dent Today 2004 ; 23 (2) : 130-133.

[3] 都築優治. Biological Esthetics by Gingival Framework Design ―歯列に調和した辺縁歯肉形態への配慮と設計. QDT 2014;39(5-9): 100-114, 124-137, 114-129, 114-132, 112-132.

[4] Gunay H. Placement of the preparation line and periodontal health - A prospective 2 years clinical study. PRD (Japan) 2000 ; 8 : 60-68.

[5] 山﨑長郎, 南昌宏. クラウンカントゥアの要件は歯肉のサポートにある. 補綴臨床 2001 ; 34 (11) : 638-657.

[6] Kois J. "The gingiva is red around my crowns" --a differential diagnosis. Dent Econ 1993 ; 83 (4) : 101-102.

[7] 桑田正博. 金属焼付ポーセレンの理論と実際 ―クラウン・ブリッジ製作のために. 東京：医歯薬出版, 1977.

[8] 井出吉信, 桑田正博, 西川義昌（編）. 歯科技工別冊 Biological Crown Contour —生体に調和する歯冠形態—. 東京：医歯薬出版, 2008.

[9] Kois JC. Altering Gingival Levels: The Restorative Connection Part I: Biologic Variables. J Esthet Dent 1994 ; 6 (1) : 3-9.

[10] Maynard JG Jr, Wilson RD. Physiologic dimensions of the periodontium significant to the restorative dentist. J Periodontol 1979 ; 50 (4) : 170-174.

[11] Sanavi F, Weisgold AS, Rose LF. Biologic width and its relation to periodontal biotypes. J Esthet Dent 1998 ; 10 (3) : 157-163.

[12] 片岡繁夫（監）, 脇田太裕（著）. ZERO別冊 歯牙形態. 京都：永末書店, 2014.

[13] 片岡繁夫, 西村好美. ネイチャーズ・モルフォロジー —天然歯牙に学ぶ形態学—. 東京：クインテッセンス出版, 2003.

[14] 都築優治. Various esthetic factors for natural smile design. QDT 2018 ; 43 (4) : 70-87.

[15] Wagman SS. The role of coronal contour in gingival health. J Prosthet Dent 1977 ; 37 (3) : 280-287.

[16] 南昌宏. 唇側クラウンカントゥア調整の基準. The Quintessence 2007 ; 26 (1) : 74-85.

[17] 木林博之. 補綴装置と歯周組織の接点（前後編）—Tissue stability を獲得できるカントゥアを検証する—. The Quintessence 2012 ; 31 (1-2) : 116-137, 95-115.

[18] Kay HB. Criteria for restorative contours in the altered periodontal environment. Int J Periodontics Restorative Dent 1985 ; 5 (3) : 42-63.

[19] Weisgold A. Coronal Forms of the Full Crown Restoration--their Clinical Applications. Illinois : Quintessence, 1981 : 39-47.

[20] Sorensen JA. A standardized method for determination of crown margin fidelity. J Prosthet Dent 1990 ; 64 (1) : 18-24.

[21] 中田光太郎, 木林博之（監著）, 岡田素平太, 奥野幾久, 小田師巳, 尾野誠, 園山亘, 都築優治, 山羽徹（著）. エビデンスに基づいたペリオドンタルプラスティックサージェリー イラストで見る拡大視野での臨床テクニック. 東京：クインテッセンス出版, 2016.

[22] 茂野啓示. 歯冠修復治療のための歯周形成外科マニュアル. 補綴臨床 2000 ; 33 (1-6) : 74-82, 190-199, 288-297, 396-405, 526-541, 638-652.

3 牙龈框架的设计

[1] 土屋賢司. 包括的治療戦略—修復治療成功のために—. 東京：医歯薬出版, 2010.

[2] 都築優治. Biological Esthetics by Gingival Framework Design —歯列に調和した辺縁歯肉形態への配慮と設計. QDT 2014 ; 39(5-9) : 100-114, 124-137, 114-129, 114-132, 112-132.

[3] Kois JC. Altering gingival levels: The restorative connection part1: Biological variables. J Esthet Restor Dent 1994 ; 6 (1) : 3-9.

[4] 小濱忠一. 前歯部審美修復 天然歯編 難易度鑑別診断とその治療戦略. 東京：クインテッセンス出版, 2007.

[5] Tarnow DP, Magner AW, Fletcher P. The effect of the distance from the contact point to the crest of bone on the presence or absence of the interproximal dental papilla. J Periodontol 1992 ; 63 (12) : 995-996.

[6] Tarnow D, Elian N, Fletcher P, Froum S, Magner A, Cho SC, Salama M, Salama H, Garber DA. Vertical distance from the crest of bone to the height of the interproximal papilla between adjacent implants. J Periodontol 2003 ; 74 (12) : 1785-1788.

[7] 小濱忠一. 前歯部審美修復 インプラント編 治療目的に応じた外科的治療戦略の再考と補綴的ガイドライン. 東京：クインテッセンス出版, 2007.

[8] Grunder U, Gracis S, Capelli M. Influence of the 3-D bone-to-implant relationship on esthetics. Int J Periodontics Restorative Dent 2005 ; 25 (2) : 113-119.

[9] Sanavi F, Weisgold AS, Rose LF. Biologic width and its relation to periodontal biotypes. J Esthet Dent 1998 ; 10 (3) : 157-163.

[10] 蘭源太郎. バイオタイプの改変. In 大川雅之, 片岡繁夫（編）. 補綴臨床別冊 Anterior6 White & Pink Esthetics. 東京：医歯薬出版, 2013, 80-97.

[11] Maynard JG Jr, Wilson RD. Physiologic dimensions of the periodontium significant to the restorative dentist. J Periodontol 1979 ; 50 (4) : 170-174.

[12] Suikowski A, Yoshida A. 前歯部歯冠外形の三次元的なプロポーションのマネージメント—審美修復のための座標—. QDT 2001 ; 26 (9) : 30-40.

[13] 南昌宏, 辻龍司. Masterpiece — Inconspicuous 自然感を創出する—. QDT 2007 ; 32 (5) : 3-9.

4 考虑牙龈美学的美学修复

[1] 伊藤雄策（監著）, 高井基普, 西村好美（著）. ザ・プロビジョナルレストレーションズ 補綴物の機能・審美性を追求して. 東京：クインテッセンス出版, 2006.

[2] 西川義昌, 桑田正博（編著）. 月刊「歯界展望」別冊 Single Crown Provisional Restorations 天然歯形態の観察から始まる修復治療. 東京：医歯薬出版, 2010.

[3] 土屋賢司. 包括的治療戦略—修復治療成功のために—. 東京：医歯薬出版, 2010.

[4] 都築優治. Biological Esthetics by Gingival Framework Design —歯列に調和した辺縁歯肉形態への配慮と設計. QDT 2014 ; 39(5-9) : 100-114, 124-137, 114-129, 114-132, 112-132.

[5] 内藤正裕. 審美修復における歯間乳頭を考える —歯周組織の形態と構造の把握および臨床例からの検証—. In 山﨑長郎（編）. QDT別冊 Esthetic of Dental Technology 歯周組織との調和による長期予後の獲得. 東京：クインテッセンス出版, 1999 : 9-25.

[6] 片岡繁夫, 西村好美. ネイチャーズ・モルフォロジー —天然歯牙に学ぶ形態学—. 東京：クインテッセンス出版, 2003.

[7] Tarnow DP, Magner AW, Fletcher P. The effect of the distance from the contact point to the crest of bone on the presence or absence of the interproximal dental papilla. J Periodontol 1992 ; 63 (12) : 995-996.

[8] Kois JC. Altering Gingival Levels: The Restorative Connection Part I: Biologic Variables. J Esthet Dent 1994 ; 6 (1) : 3-9.

[9] 六人部慶彦. 前歯部審美補綴のための歯周組織の基本概念と臨床的意義 —マージン設定位置と歯冠形態—. QDT 1995 ; 25 (2) : 28-48.

[10] Oschenbein C. Osseous resection in periodontal surgery. J Periodontol 1958 ; 29 (1) : 15-26.

[11] 鈴木朋湖. 補綴臨床の New Concept & Technique 第12回 歯科衛生士の視点から考える 歯科医師・歯科技工士とのコミュニケーション. QDT 2005 ; 30 (12) : 68-76.

[12] Cho HS, Jang HS, Kim DK, Park JC, Kim HJ, Choi SH, Kim CK, Kim BO. The effects of interproximal distance between roots on the existence of interdental papillae according to the distance from the contact point to the alveolar crest. J Periodontol 2006 ; 77 (10) : 1651-1657.

[13] 佐々木猛, 水野秀治, 松井徳雄. APF後の軟組織の回復：上顎中切歯歯間乳頭に焦点を当てて：1健康な歯周組織における歯間乳頭の高さと歯根間距離. The Quintessence 2010 ; 29 (1) : 130-138.

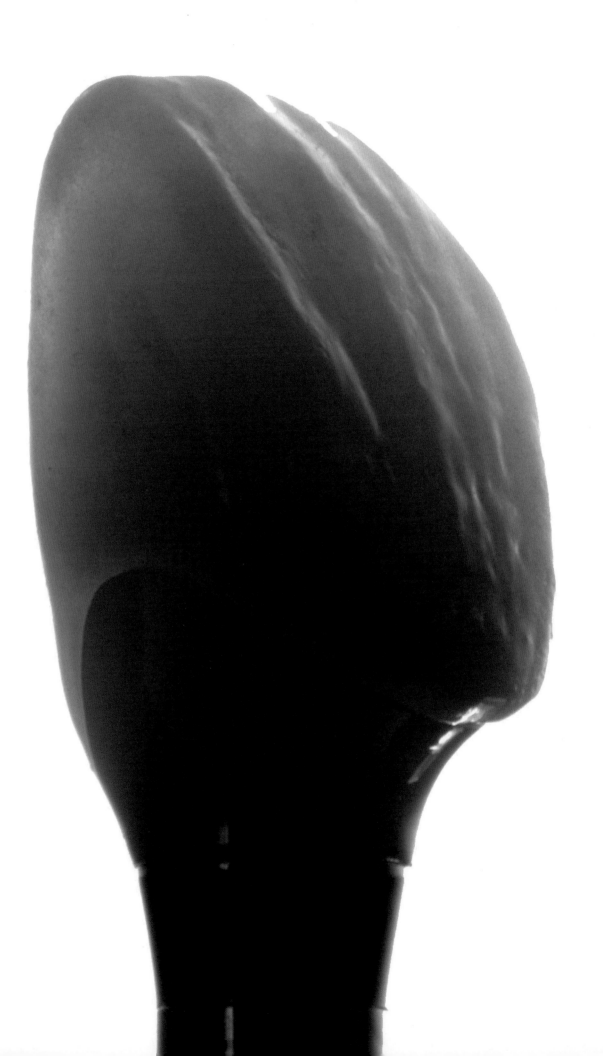

第4章

Achievement of Implant Esthetics

种植体美学的获得

　　获得种植体美学，是牙列缺损的美学修复中最为困难的挑战。牙齿的丧失会损害牙周组织，改变本有软硬组织的天然形态。再加上种植体植入手术所带来外科创伤，使得如同天然牙列般充满自然美感的修复工程变得极为困难。此前的内容阐述了在美学修复过程中获得牙冠和牙龈美学所必不可少的条件，而获得种植体美学所需要的是对于全局的综合考虑，并且在此基础上的医技椅旁沟通在很大程度上决定了种植修复的最终结果。此时，如果没有坚实的理论基础以及高超的技术能力来达成主治医生和牙科技师共同制定的治疗目标，那么注定无法获得高质量的美学修复结果。

　　在本章中，将会详细解说以获得种植体美学为目标的修复学概念。

种植体与周围组织的协调

1. 生物学协调

首先介绍的是种植修复的生物学背景。

天然牙与种植体之间的决定性差异在于有无牙周膜，而两者的周围组织的生物学、结构力学背景也存在着巨大的差异。特别是种植体周组织，胶原纤维走向与种植体平行，缺乏血液供应，附着形式薄弱，容易受到外在因素（过度的压力或炎症等）的影响，让种植体周软组织健康

状态的维持和长期稳定变成一项非常困难的工作（**图4-1-1**、**表4-1-1**）。另外，在种植修复的过程中确保种植体周组织有充足的厚度是非常重要的，不仅是外科方面，修复方面的考量也不可欠缺（**图4-1-2**、**图4-1-3**）。因此，为了达成种植体上部结构的生物学协调，必须理解种植体与天然牙之间的差异，以长期稳定为目标来设计上部结构。

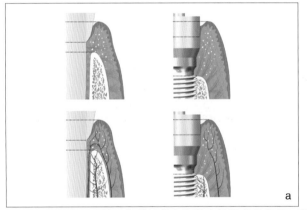 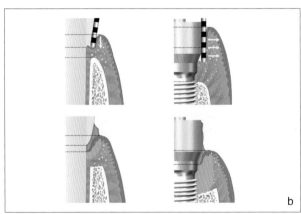

图4-1-1a、b　天然牙与种植体之间的生物学背景差异。种植体周胶原纤维的走向和血液供应量与天然牙大为不同。另外，种植体周软组织的附着比较薄弱，自我防御功能非常低下，需要比天然牙更加慎重的软组织管理方法（此图引自参考文献1，并作图）。

表4-1-1　天然牙与种植体周组织的比较（引自参考文献1，并制表）

	天然牙	种植体
牙周膜	有	无
牙骨质	有	无
胶原纤维的走向	扇形、纵横交错走向 起：牙骨质、骨面	与种植体平行走向 起源：骨面
胶原纤维含量	少	多
成纤维细胞数量	多	少
血液供应量	多供应 来源：骨膜、牙周膜	少供应 来源：骨膜
牙龈的防御结构	强	弱

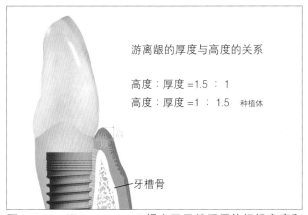

图4-1-2　Wennstrom JL提出了天然牙周软组织高度和宽度的关系，并报告了游离龈基底部的颊舌向宽度是游离龈高度的决定因素（牙龈的高度：宽度 = 1.5：1）[2]。另外，此比率在种植体周软组织中完全相反，报告指出必须确保1.5倍以上的软组织厚度[3-5]。

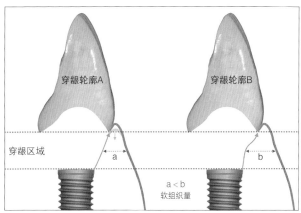

图4-1-3　不同的唇颊侧穿龈轮廓设计（Profile Design）对于种植体周软组织（高度）的影响。与A：直线型轮廓（Straight Profile）相比，B：赋型轮廓（Shaped Profile）更能充分确保唇颊侧的软组织厚度。假设，赋予了像A这样的轮廓设计（黄线）的情况下，从高度和宽度之间的关系可知，失去了宽度的软组织很难维持住高度（粉红线）。若想要优先确保唇颊侧牙龈的厚度的话，像B这样的赋型轮廓应该会更加理想。［高桥健（Dental Laboratory Smile Exchange）在参考文献6中也解说了同样的内容〕。

从外科及修复方面考虑种植体周组织厚度的病例（图4-1-4）

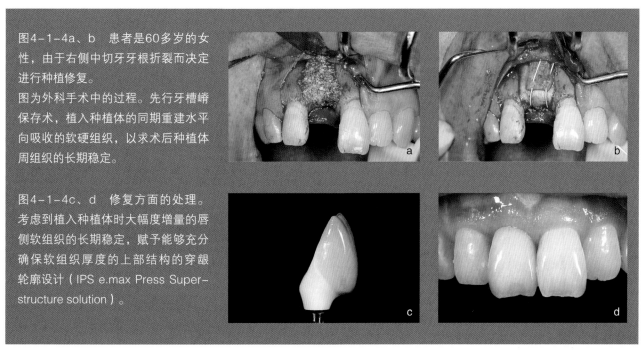

图4-1-4a、b　患者是60多岁的女性，由于右侧中切牙牙根折裂而决定进行种植修复。
图为外科手术中的过程。先行牙槽嵴保存术，植入种植体的同期重建水平向吸收的软硬组织，以求术后种植体周组织的长期稳定。

图4-1-4c、d　修复方面的处理。考虑到植入种植体时大幅度增量的唇侧软组织的长期稳定，赋予能够充分确保软组织厚度的上部结构的穿龈轮廓设计（IPS e.max Press Super-structure solution）。

主治医生：小田师巳（小田齿科医院）

2. 解剖学协调

在设计种植体上部结构时，同样追求"牙冠形态与种植体周软组织之间的解剖学协调"并不容易。其理由是，受引起牙列缺损的原因和治疗的时机的影响，软硬组织的破坏程度是不一样的。尤其在美学区域重现出美观的效果是很复杂的，原本所拥有的牙齿与牙周组织的解剖学协调在经过不同的疾病阶段后慢慢地丧失了平衡。

解剖学大小的差异

首先，在重现天然牙牙冠形态时会产生与种植体之间的解剖大小差异。标准化的正圆形种植体平台向冠方延伸时必定会产生形态和大小上的跳跃，根据重现牙冠的形态不同，对种植体周软组织的压迫程度也不同。因此，如果没有一定的牙槽嵴形态和软组织量的话，牙冠形态的重现会受到明显的阻碍（**图4-1-5**、**图4-1-6**）。另外，在设计种植体上部结构时，为了达成生物学的协调，需要利用临时性修复体，花费一定的时间来调整穿龈部分的软组织形态（软组织塑形）。从种植体平台开始设计怎样的穿龈轮廓与临床牙冠相连接能够达成协调，对术后的美学效果造成很大的影响。

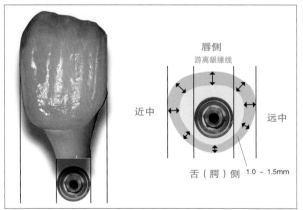

图4-1-5　种植体和牙冠外形之间的解剖学大小差异。与种植体之间的直径差越大，对于穿龈部分软组织的压迫量也会越大，如果没有足够的植入深度的话，穿龈部分的角度调整会变得更加困难（牙槽嵴顶到软组织边缘之间3.0～5.0mm：最终的唇颊侧软组织边缘水平）。

另外，种植体在牙冠中轴的近远中或者唇（颊）舌侧比较极端的位置上时，上部结构会对相反方向的软组织施加更大的压力。

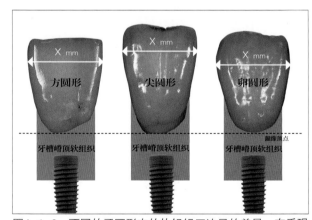

图4-1-6　不同的牙冠形态的软组织压迫量的差异。在重现牙冠形态时，必须对软组织形态和允许量进行三维评估。

接下来将会介绍在植入种植体后能够高效地进行穿龈部分塑形的临床步骤。有经验的医生都知道，在通常情况下，伴随着上部结构（基台）的连接，种植体周的硬组织会出现1～2mm的水平向及垂直向吸收[7~10]。另外，随着硬组织的变化，可以预测到软组织高度也会降低1mm左右（**图4-1-7**）。但有报告指出，拔牙即刻种植后由于种植体周组织获得了支持，软组织的高度下降也得到了尽可能的抑制[11~12]。不仅如此，因为种植体上部结构的塑形作用软组织会发生变化，所以从种植体周软组织的宽度和高度的关系出发，必须充分留意软组织边缘以下的轮廓设计。接下来将会介绍最大限度抑制软组织边缘下降的修复学管理法。

即刻种植

蝶型骨吸收 & 软组织退缩

图4-1-7 种植体植入后周围组织的变化。因为种植体颈部的骨吸收和重建现象，使软、硬组织的高度和厚度等均出现较大的形态变化。尤其是二期手术连接上部结构后，周围组织容易发生变化，所以如何通过外科和修复手段管理好拔牙即刻种植时出现的间隙非常重要。

以维持软组织形态为目的，即刻种植后应用个性化愈合基台（图4-1-8～图4-1-13）

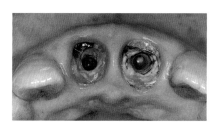

图4-1-8 这是因为牙根折裂，决定进行拔牙后即刻种植的病例。

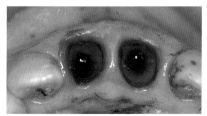

图4-1-9 拔牙后的状态。此方法的关键点在于如何能够有效地维持软组织形态。

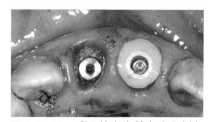

图4-1-10 成品的愈合基台（左侧）和个性化临时愈合基台（Customized Temporary Healing Abutment, CTHA；右侧）戴入后的状态对比。左侧可见软组织与愈合基台之间出现了明显的间隙，这个状态下维持软组织形态相当困难。

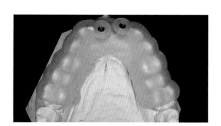

图4-1-11 适用于维持软组织形态的个性化临时愈合基台的制作方法。图为在预先准备的石膏模型上进行模拟拔牙后，装上外科导板。

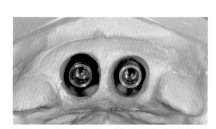

图4-1-12 首先，按照假想中的拔牙后状态，在模型上预备拔牙窝。然后利用外科导板把替代体植入到石膏模型中。此时，要比起预定的种植体位置更深一点儿来植入替代体。

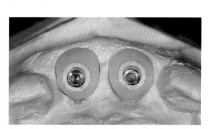

图4-1-13 最后，安装非六角形连接的临时基台，并在其上用复合树脂恢复形态。此时，软组织边缘下的基台形态应该要模仿牙根的形态。这在骨填充材料的维持和防止流失中非常有效。

两次法种植手术进行软组织管理时使用的个性化临时基台（图4-1-14～图4-1-26）

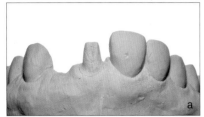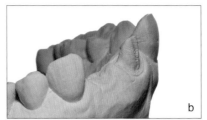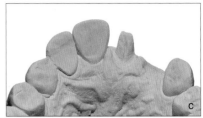

图4-1-14a～c 接下来，介绍在两次法种植手术中利用个性化临时基台进行软组织管理的方法。这个方法的好处是，二期手术后立即在穿龈部分赋予预先设定好的软组织形态，并且使用生物相容性高的材料来促进软组织的愈合和恢复。另外，可以立即过渡到完成度更高的临时性修复体阶段。

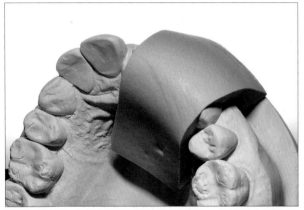

图4-1-15 为了复制软组织形态信息，在模型上制作硅橡胶导板。

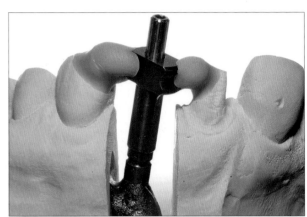

图4-1-16 修整种植修复部位的石膏模型，把种植体植入时预先记录好的转移杆安装在模型上，再安装代体并固定。

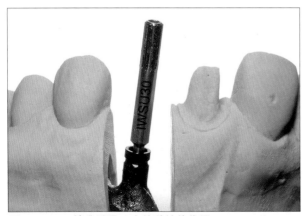

图4-1-17 精准重现口内的种植体位置。

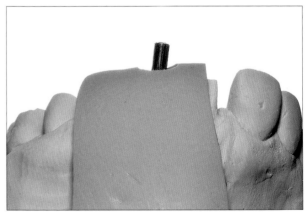

图4-1-18 把硅橡胶导板放回去，往里面灌注制作人工牙龈用的硅橡胶材料。

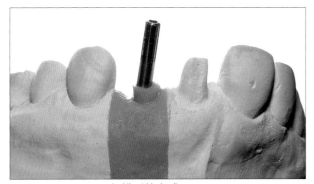

图4-1-19 人工牙龈模型的完成。

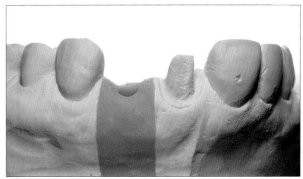

图4-1-20 去除导针，扩大穿龈部位。

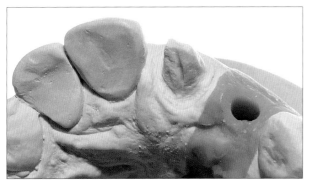

图4-1-21 模仿二期手术时软组织贯通后的状态。

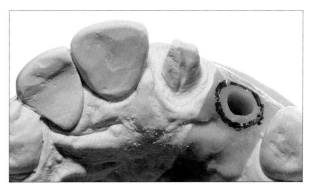

图4-1-22 软组织贯通后，按照最终的软组织形态设计，稍微保守一些对牙龈模型进行塑形。

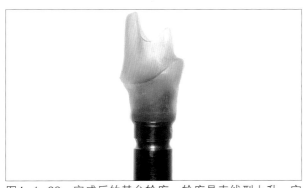

图4-1-23 完成后的基台轮廓，轮廓是直线型上升，完成线稍微设定得浅一些。

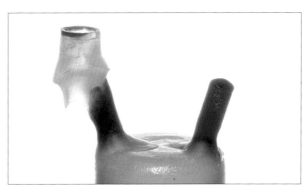

图4-1-24 制作蜡型后，在IPS e.max Press系统中进行压铸。

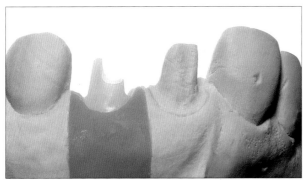

图4-1-25 完成后的个性化临时基台。这个方法可以正确重现种植体位置，使严密的设计成为可能。

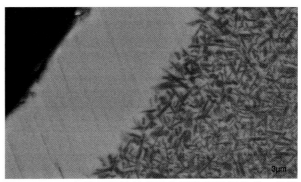

图4-1-26 与软组织接触的部分用釉膏进行处理，促进沟内上皮的附着（资料提供：义获嘉伟瓦登特）。

2 上部结构的设计

1. 种植体美学的获得

这个部分，将会介绍如何获得种植体美学。前牙牙列缺损的种植修复已经成为现代美学修复中的一个重要分支。这不仅仅因为修复材料的进步，更要归功于迄今为止一步一步扎实地积累起来的科学证据和临床步骤所带来的成果。不仅如此，今后的种植修复更会与不断加速的数字化牙科的发展一同进步，为人们带来更加安全、更加稳定的修复结果。只是，在获得种植体美学的过程中，如何满足与天然牙修复同样高的要求，并且与天然的健康牙列更加相似，已经成了一项永恒的课题。

在牙列缺损的修复中，达成自然美的重现这个目标并非轻而易举。而Furhauser[1]和Belser[2]等所提倡的美学评估标准也显示了他们挑战天然组织之美的强大决心（图4-2-1）。

另外，作为前牙种植修复中关注术前术后软组织美学效果的一项对比评估，牙龈框架[3]的分类被不断采用。这个从整体评估前牙美学修复效果的方法，必须首先评估牙龈框架的形态。此时，考虑左右的对称性以及连续性，可以把龈缘形态分类为规则型（Regular Type）、不规则型（Irregular Type）和平坦型（Flat Type）（图4-2-2）。特别是在种植修复中，由于拔牙所引起的组织吸收，使龈缘形态容易变成不规则型和平坦型。其中不规则型最容易招致美观不良，因此必要时可以以软组织增量为目的进行外科手术或者战略性的正畸治疗。

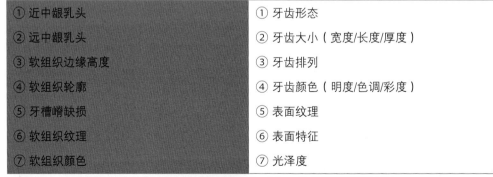

① 近中龈乳头	① 牙齿形态
② 远中龈乳头	② 牙齿大小（宽度/长度/厚度）
③ 软组织边缘高度	③ 牙齿排列
④ 软组织轮廓	④ 牙齿颜色（明度/色调/彩度）
⑤ 牙槽嵴缺损	⑤ 表面纹理
⑥ 软组织纹理	⑥ 表面特征
⑦ 软组织颜色	⑦ 光泽度

图4-2-1　红色与白色美学评分（引自参考文献1、2）。并参考第3章第1节。

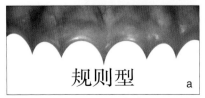
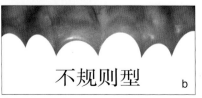
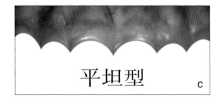

规则型　a　　不规则型　b　　平坦型　c

图4-2-2a～c　在牙龈框架的形态中，代表规则型、不规则型和平坦型的三个类型。

预测拔牙后的组织吸收，战略性进行正畸牵引的病例（图4-2-3～图4-2-9）

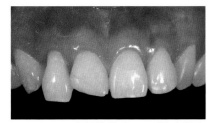

图4-2-3　术前的状态。12被诊断为无法保留，通过CBCT影像分析，计划进行拔牙后即刻种植。此时该牙齿的龈缘和对侧同名牙在同样的高度上。

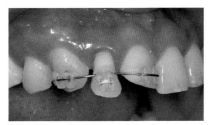

图4-2-4　预测拔牙后会出现垂直向的组织吸收，进行战略性的正畸牵引。

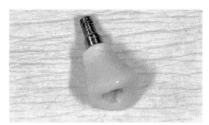

图4-2-5　手术前预先设想好种植体植入位置，模仿牙根的断面形态，预先制作了个性化临时愈合基台（CTHA）。

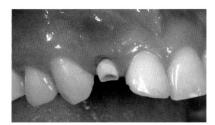

图4-2-6　植入种植体后，安装个性化临时愈合基台后的状态。这是为了防止骨填充材料的流出，并维持软组织形态的一个重要步骤。

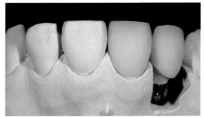

图4-2-7　种植体上部结构的设计。考虑牙冠的色彩重现效果，使用IPS e.max Press并采用唇面回切设计。

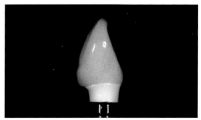

图4-2-8　完成后的穿龈轮廓设计。因为修复部位为侧切牙，所以应该特别注意确保唇侧软组织的厚度。

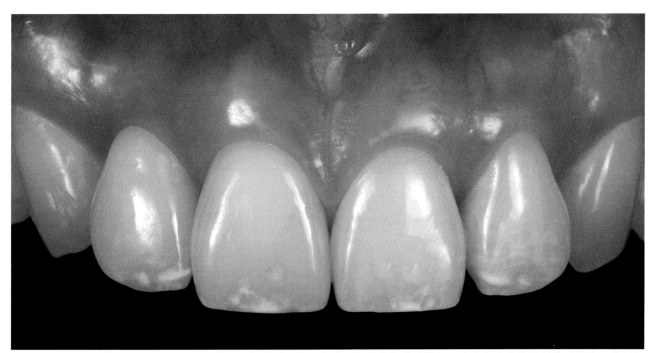

图4-2-9　最终修复体的戴入。以战略性的治疗计划为本，达成了高水准的美观恢复。在获得种植体美学的过程中，外科与正畸方面的修复前准备是成功的关键［主治医生：泷野裕行（泷野齿科医院牙周种植中心）］。

上颌中切牙单颗牙缺失却采取了全颌正畸的修复病例（图4-2-10~图4-2-17）

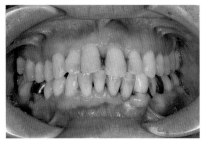

图4-2-10　初诊时的状态。患者因为21感到不适而来院。

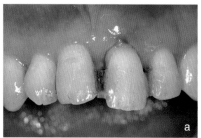

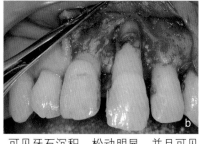

图4-2-11a、b　21骨吸收到达根尖附近，可见牙石沉积。松动明显，并且可见牙根折裂，当即决定拔牙。因此，患者希望种植修复21。

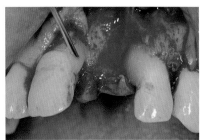

图4-2-12　拔牙后，以牙周组织再生为目的，在两侧的邻牙根面上涂布了Emdogain釉原蛋白（EMD）。

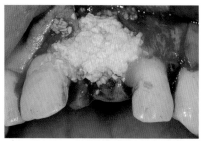

图4-2-13　紧密地填入骨填充材料来消除骨缺损部位与拔牙窝之间的死腔，缝合。

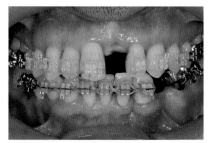

图4-2-14　初期治疗完成后，开始正畸治疗，创造能够提供良好功能的牙列环境的同时，为种植体的植入调整出空间。

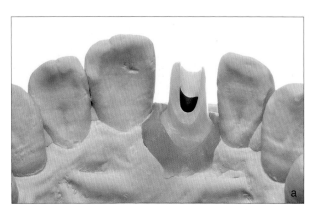

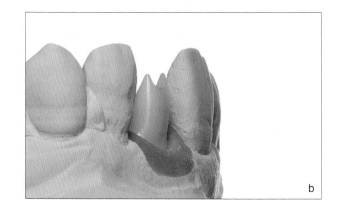

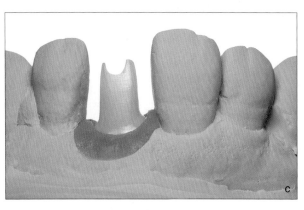

图4-2-15a~c　完成后的氧化锆基台。选择了由钛基底和个性化氧化锆基台粘接而成的复合结构作为基台。像本病例那样的临床牙冠较长的病例，使用半定制的钛基底会特别有效。钛基底的轴面与粘接面积密切相关，直接影响到上部结构的强度。

图4-2-16a、b 种植体上部结构制作完成后的轮廓。其设计的重点是，首先半定制的钛基底可以切实地确保与种植体平台间的适合性。另外，钛基底与氧化锆之间的界限应该与种植体平台连接处之间稍微保持一些距离，让设定好的钛基底完成线不会成为种植体周炎的原因。此时，唇侧完成线的位置会影响软组织（相当于龈缘下方2~3mm的牙根部分）的丰满程度，必须慎重设定。另外，确认好唇侧软组织的厚度以及软组织边缘的位置，决定临床牙冠的萌出位置，让牙冠与钛基底之间能够流畅地进行形态过渡。

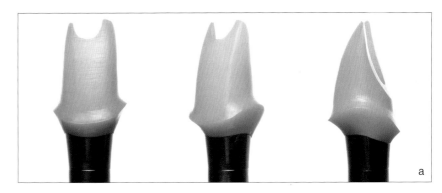

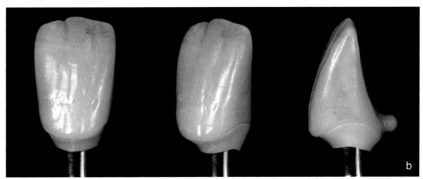

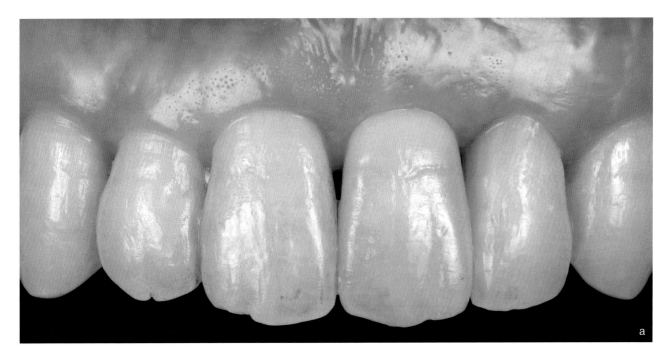

图4-2-17a、b 最终修复体的戴入。因为采取了全颌正畸治疗，修复环境得到大幅度改善，美学与功能的并重让我们可以期待长期稳定的修复效果。不仅重现出了美观的牙冠，还可以看出牙龈美学状态非常良好。

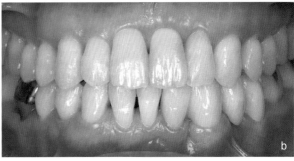

接下来将会介绍使用牙龈色瓷恢复软组织美学的2个病例。在应用义龈材料时，应该考虑解剖牙冠长度的平均值[6-7]（最多+1mm）和牙龈部分的修复面积（2mm以上）来设计义龈。

使用牙龈色瓷的修复病例①（图4-2-18～图4-2-28）

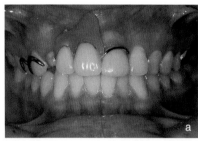 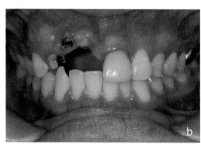 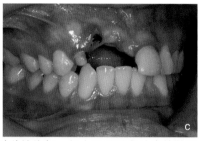

图4-2-18a～c　初诊的状态。患者是20多岁的男性，对于先天性牙列缺损曾经接受过种植修复，但由于遭遇意外事故种植体发生了脱落。虽然应急地制作了可摘义齿，想要恢复美观的他还是希望再次接受种植修复。

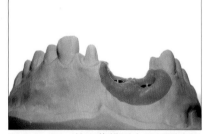 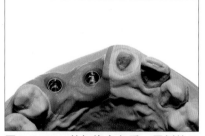 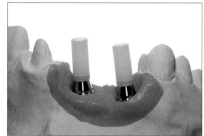

图4-2-19　从工作模型也可以看出牙槽嵴处于大幅度吸收的状态。种植体植入在软组织水平上。本病例考虑到患者的年龄，设计了可摘式的上部修复体。

图4-2-20　从切缘方向看，唇侧的牙槽嵴也明显吸收，与邻牙的牙槽嵴相比可见明显的凹陷。

图4-2-21　装上金基台后，首先要确保上部结构的平行性，所以设计了个性化的基台（当时还未有能够修正螺丝通道位置的角度基台系统）。

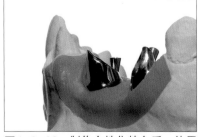 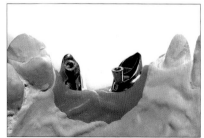 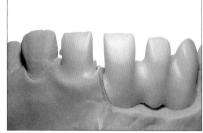

图4-2-22　制作个性化基台后，使用特殊的钨钢车针（Bredent）来赋予安装修复体用的螺孔，这样就完成了可摘式修复体的固定部分。

图4-2-23　制作了金合金内冠作为可摘式修复体的活动部分，再在其上设计氧化锆支架，最终让两者通过粘接而一体化。

图4-2-24　完成后的氧化锆支架。在口内试戴调整，然后进行Pick-up印模。

图4-2-25 种植体的上部结构。使用IPS e.max ZirPress来恢复义龈部分的基底。然后使用IPS e.max Ceram对牙冠和义龈部分的上釉部。

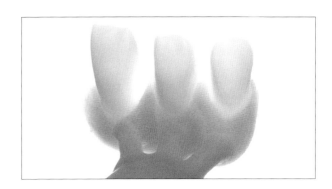

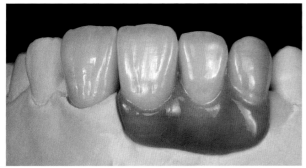

图4-2-26 在模型上完成的修复体。再一次在口内试戴调整，确认其色调和形态，随后进入最终的粘接工序[使用Multilink Hybrid Abutment HO 0（义获嘉伟瓦登特）]。

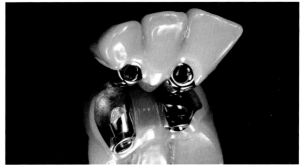

图4-2-27 利用复合结构，让传统的模拟技术和数字化技术的融合成为可能。

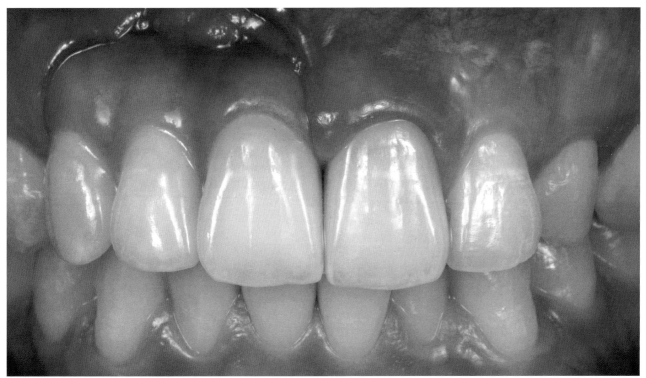

图4-2-28 戴入口内的最终修复体。设计牙冠和牙龈形态时要重视左右对称性。今后需要定期随访观察，为预后保驾护航[主治医生：泷野裕行（泷野齿科医院牙周种植中心）]。

使用牙龈色瓷的修复病例②（图4-2-29～图4-2-42）

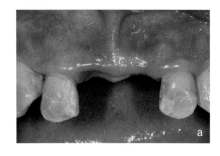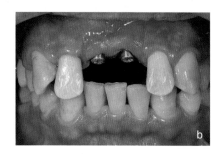

图4-2-29a、b　患者是50多岁的男性。由于牙根折裂，决定种植修复双侧上颌中切牙。拔牙后，为了调整侧切牙的牙冠长度而进行了管延长术，改善了龈缘高度。另外，为了让切缘框架达到协调，计划在牙釉质范围内修改右侧侧切牙的切缘形态。

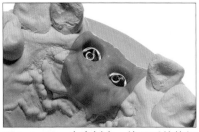

图4-2-30　本病例中，拔牙后的软组织吸收明显，为了获得充足的唇部支撑，计划使用牙龈色瓷。

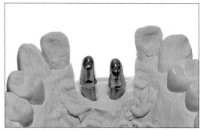

图4-2-31　首先安装上钛基底，为了确保平行性而进行了切削。

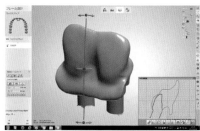

图4-2-32　在钛基底上设计支架，使用计算机辅助设计（CAD）进行二次扫描。

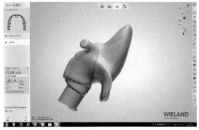

图4-2-33　虽然在设计上让唇侧部分牙龈相互重叠，但为了防止食物嵌塞而调整了黏膜面形态，设计成可摘式。

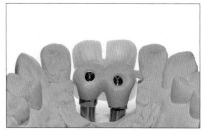

图4-2-34　完成后的氧化锆支架。

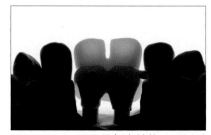

图4-2-35　因为是复合结构，可以看到优异的光学特性。

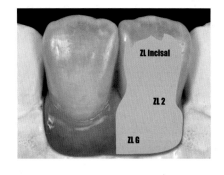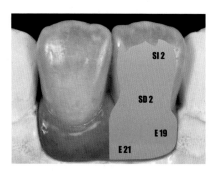

图4-2-36（左）　在氧化锆支架上涂布IPS e.max Ceram ZirLiner并烧结。

图4-2-37（右）　随后使用IPS Ivo-color，对牙冠和牙龈部分进行基础染色。

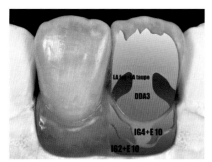 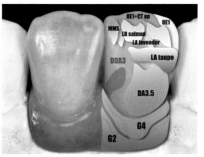 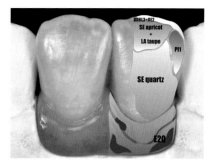

图4-2-38 接下来，进行牙冠部分的不透明度控制以及牙龈颜色的特征化。

图4-2-39 在牙冠颜色的个性表现上，以IPS e.max Ceram Selection为中心，进行多色堆瓷。

图4-2-40 最终在牙釉质层堆瓷时，使用Special Enamel来完成。

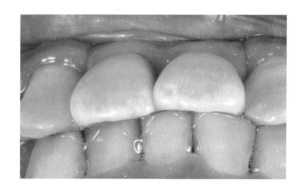

图4-2-41 前牙的殆关系。考虑到功能上的协调，配合拥挤的下前牙来排列上颌中切牙。

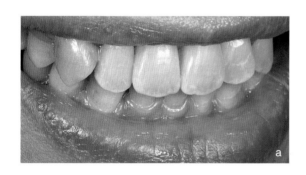 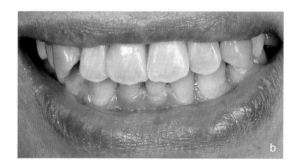

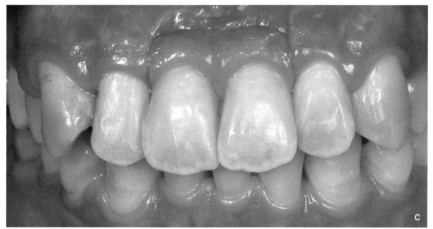

图4-2-42a～c 戴入口内的最终修复体。牙冠和牙龈的修复结果均满足美观与功能的要求。中间牙齿缺失的种植修复常常如此，在修复设计上不可避免地残留着功能方面的问题。

2. 让前牙种植修复成功需要考量的要点

在前牙种植修复的过程中特别重要的是，应该在追求生物学协调的基础上再去提升美学效果。当然，因为是牙列缺损修复，要把功能恢复作为大前提，但前牙的修复工作中往往存在着功能上的不协调以及美学设计方面的限制。所以，看透问题的根本原因，以牙列全体的功能协调为目标是获得美学效果的第一步（**图4-2-43～图4-2-47**）。

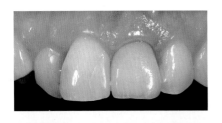

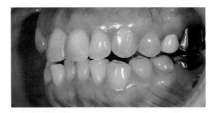

图4-2-43（左）　上颌左侧中切牙因牙根折裂而进行种植修复的病例。

图4-2-44（右）　因为无法获得尖牙诱导，所以在前伸诱导上出现了问题。

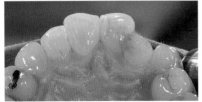

图4-2-45　考虑下颌前伸时在前牙上的滑动，使用IPS e.max Press并采用唇面回切设计。

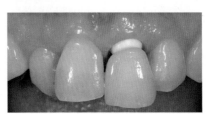

图4-2-46　戴入最终修复体［主治医生：本乡哲也（本乡牙科工作室）］。

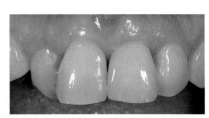

图4-2-47　考虑原有的𬌗关系以及下颌运动，切缘位置为非对称设计。

另外，种植体上部结构的美学影响因素包括：①植入位置；②植入深度；③种植体直径；④基台连接方式；⑤骨边缘的高度和厚度；⑥种植体周软组织的厚度；⑦牙冠形态；⑧软组织形态；⑨龈乳头的高度；⑩修复部件的设计；⑪𬌗关系以及前伸诱导等（**图4-2-48**）。

①植入位置→影响临床牙冠形态以及软组织边缘下的轮廓设计

②植入深度→影响穿龈角度以及软组织边缘下的轮廓设计

③种植体直径→与临床牙冠之间的大小差异

④基台连接方式→如果是平台转移结构，从颈部到软组织边缘之间的基台设计会不同

⑤骨边缘的高度和厚度→穿龈角度以及邻面的形态设定会不同

⑥种植体周软组织的厚度→尤其对于唇侧软组织的形态设定会不同

⑦牙冠形态→软组织量的多少会让牙冠形态（尖圆形、卵圆形、方圆形）的重现效果出现差异

⑧软组织形态→在设计软组织形态时如果软组织量不足则需要考虑软组织增量手术

⑨龈乳头的高度→受到龈乳头下的近远中向、唇舌向组织厚度以及邻面下方牙槽骨高度的影响

⑩修复部件的设计→影响穿龈角度以及上部结构的强度

⑪𬌗关系以及前伸引导→影响切缘位置以及色彩重现

图4-2-28　种植体上部结构的美学影响因素。

3. 穿龈部分所要求的形态

在设计种植体上部结构时，对唇（颊）侧的种植体周组织的考量中不能缺少兼顾美学效果的穿龈轮廓设计。考虑到生物学背景，穿龈轮廓的设计应该尽量减少对种植体周组织的压力，不要违背牙龈纤维的走向，不要阻碍血液供应，这是最理想的轮廓设计。

假设，种植体植入在适当的深度（从牙槽嵴顶到软组织边缘的距离3.0～5.0mm：最终的唇、颊侧软组织边缘水平），并且近远中方向、颊（唇）舌侧方向的位置比较理想时穿龈轮廓的设定需要分为三个阶段，并且在每个阶段的设计中需要加入不同的形态概念（**图4-2-49**）。从种植体平台开始算起，第一阶段要考虑骨边缘的高度（尤其邻接区）和位置，设计出不对种植体周组织产生压迫的形态；第二阶段的形态设计要确保唇、颊侧软组织厚度（对于龈乳头的形态则根据邻接区下方牙槽骨顶的位置来调整）；第三阶段（3rd stage）（最终的软组织边缘下1.0～1.5mm）则要赋予恢复牙冠外形所需的形态。基本上第三阶段的形态不受种植体位置的影响，所以a′是固定的点，但只要种植体的位置出现水平方向移动时，由第一阶段开始，特别是第二阶段会明显受到种植体位置的影响，位置越靠近舌（腭）侧，第一阶段与第三阶段之间的距离会变得越大。这个水平向的距离在确保唇（颊）侧软组织厚度中起重要作用，第二阶段的轮廓在获得种植体周软组织的生物学协调的过程中担当着最为重要的角色（**图4-2-50**）。

因此，以种植体的位置为标准，充分考虑软硬组织的位置、形状和厚度，随机应变地设计穿龈轮廓会比较理想。

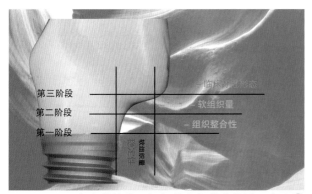

图4-2-49　考虑种植体周组织的穿龈轮廓设计。考虑①与种植体周组织的协调、②种植体周软组织的厚度、③临床牙冠形态这三个因素，形成了三种形态概念[5-10]。

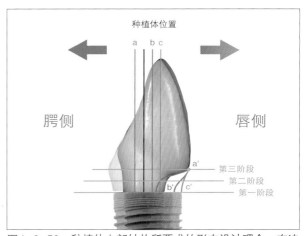

图4-2-50　种植体上部结构所要求的形态设计理念，在追求与种植体周组织之间的协调的同时，弥补由植入位置所产生的种植体与临床牙冠之间的位置偏离是一项非常重要的工作［参考了高桥 健（Dental Laboratory Smile Exchange）所提倡的（Labial Off-Set Design Concept）[11]］。

4. 考虑牙龈美学的软组织管理

前牙种植修复中想要获得美观的牙龈，战略性治疗计划以及外科手术在很大程度上影响着修复结果。另外，外科手术后的种植体周组织会因上部结构的穿龈轮廓设计和高度的生物相容性而逐渐恢复。尤其是在处理种植体周组织时需要比天然牙周组织更加细致的操作。所以，在连接种植体上部结构时不能对种植体周组织产生有害作用，确保软组织厚度，并且不能过度地压迫软组织[12～15]。

此外，在存在对侧同名牙的单颗牙种植修复中，必须恢复已失去的软硬组织形态，重现出美观的牙冠和牙龈，并且要追求对称性（图4-2-51～图4-2-73）。

追求左右对称性的单颗牙修复病例

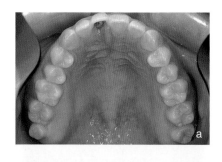

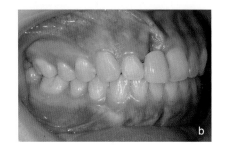
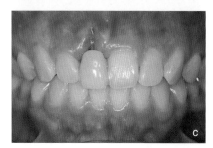
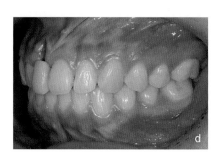

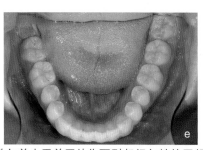

图4-2-51a～e　患者是20多岁的女性，数年前由于前牙外伤而引起经年性的牙龈退缩。以美观恢复为主诉来院要求治疗，但患牙已经无法保留。

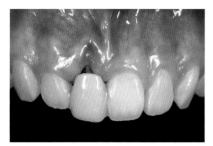

图4-2-52 从初诊的状态可以看出，牙龈裂的部位显露出已经变色的牙根，可以预想到唇侧牙槽骨已经大幅度吸收。

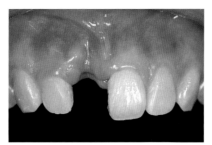

图4-2-53 拔牙后的状态。

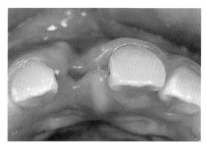

图4-2-54 切缘面观，可见很深的楔形骨缺损。

图4-2-55（左） 侧面观。
图4-2-56（右） 使用诊断导板，决定植入位置以及确认组织量的不足程度。

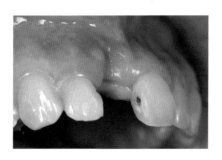

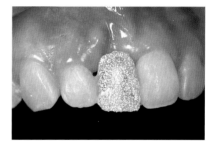

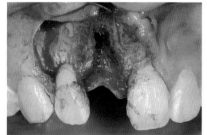

图4-2-57 拔牙后，等待软组织愈合，然后植入种植体。

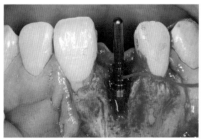

图4-2-58 唇侧牙槽骨呈现出较大的V字形缺损。

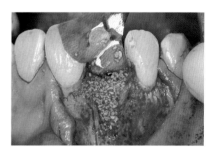

图4-2-59 植入种植体的同期骨增量。

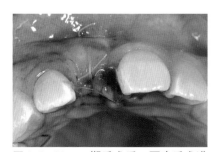

图4-2-60 一期手术后，再次手术进行结缔组织移植。

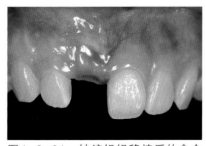

图4-2-61 结缔组织移植后的愈合状态。可见龈缘水平得到了大幅度改善。

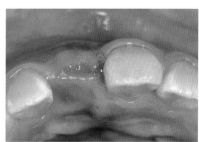

图4-2-62 从切缘观察，水平向的组织量虽有不足，但还是决定进入二期手术阶段。

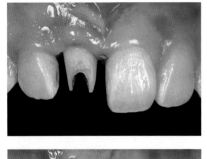
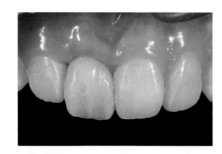

图4-2-63（左）　二期手术后，安装一个个性化临时基台，进入临时性修复体阶段。

图4-2-64（右）　安装好的初次临时性修复体（Primary Provisional Restoration）。

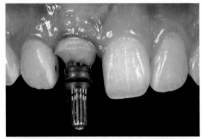
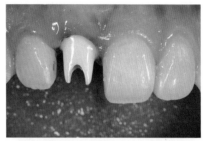

图4-2-65（左）　使用个性化印模转移杆制取种植体水平的印模。

图4-2-66（右）　安装氧化锆基台。既可以提高生物相容性，也可以使用二次临时性修复体（Secondary Provisional Restoration）来等待软组织的恢复。

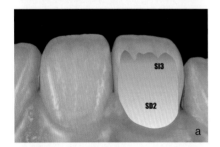
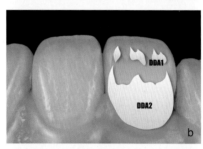

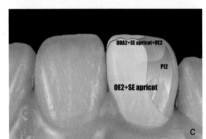
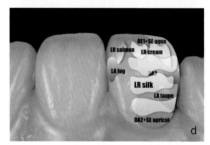

图4-2-67a～d　IPS e.max Press制作基底冠，用IPS e.max Ceram来进行多色堆瓷。

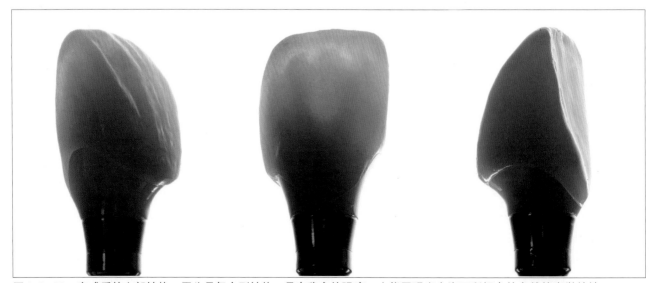

图4-2-68　完成后的上部结构。因为是复合型结构，具有稳定的强度，也能展现出全瓷冠所拥有的自然的光学特性。

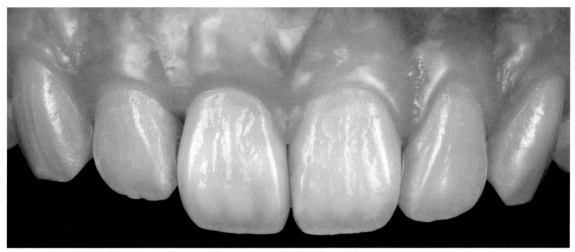

图4-2-69 粘接后的最终修复体。通过外科手术让牙龈美学得以恢复。

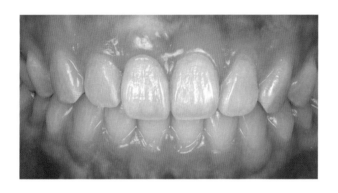

图4-2-70 安装最终的氧化锆基台。高精度的暂时性修复，为精确的软组织管理提供帮助［主治医生：泷野裕行（泷野齿科医院牙周种植中心）］。

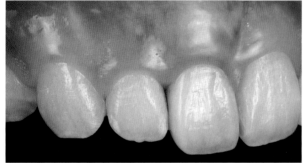

图4-2-71 侧面观。修复体的表面纹理与天然牙列达到协调。

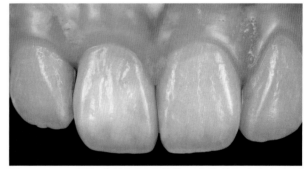

图4-2-72 不仅获得了牙冠美学，也获得了高度左右对称的龈缘形态。

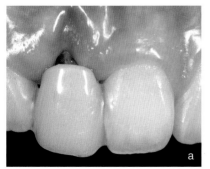

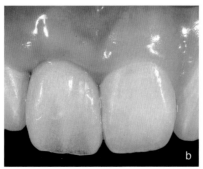

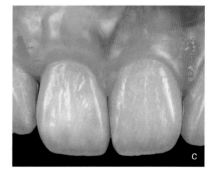

图4-2-73a～c 术前（a）到临时性修复体（b），再到最终修复体（c）的牙龈变化。在外科软组织管理的基础上，加上修复学管理，让种植体周软组织获得良好的恢复。

5. 考虑种植体周软组织的上部结构设计

为了获得与种植体周组织之间的美学以及生物学协调，必须考虑：①软、硬组织之间的位置关系；②软组织厚度；③最终设定的软组织边缘位置；④龈乳头的处理；⑤修复部件的特性等因素来设计上部结构。尤其是在美学区的种植修复中，使用钛基底和氧化锆粘接制作而成的复合型结构是现在的主流，但因为修复部件的形态特点的不同，软组织边缘下的穿龈轮廓也存在着差异。其中，对于唇侧软组织较薄、对穿龈轮廓特别敏感的病例中，更加要求绵密细致的设计。因此，选择使用复合型结构时，必须充分理解修复部件的特性（**图4-2-74~图4-2-77**）。

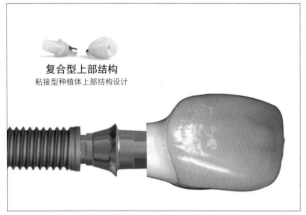

图4-2-74　使用钛基底的复合型上部结构设计。与种植体之间能够确保可靠的适合精度。通过较高的粘接精度来确保全瓷修复材料的强度。

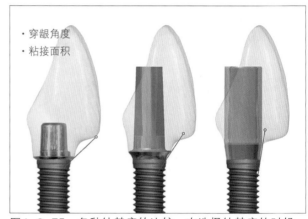

图4-2-75　各种钛基底的比较。在选择钛基底的时候，必须注意穿龈角度和粘接面积。

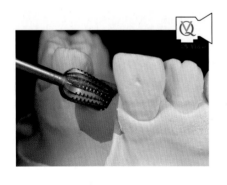

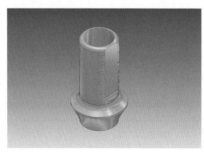

图4-2-76（左）　视频［种植修复病例中的模型和钛基底的调整］。
图4-2-77（右）　松风S-WAVE CAD/CAM加工中心的半定制钛基底。不仅适合精度高，在上部结构的设计过程中也有很强的泛用性（**图4-2-77~82**的资料提供：松风S-WAVE CAD/CAM加工中心）。

半定制基台的优越性

在前牙种植修复的上部结构设计过程中，笔者会选择半定制的钛基底（松风S-WAVE CAD/CAM加工中心）。半定制的钛基底有以下优点：①边缘的直径；②基底的高度；③角化龈的厚度；④基底的厚度等条件可以自由设定，还有阳极氧化处理等可选项目。另外，为了应对更广泛的临床情况，还可以让基底部分和边缘稍有倾斜，这样设计自由度会非常的高。这里将会解说这样的前牙种植体上部结构设计在临床中的优势之处（**图4-2-78~图4-2-85**）。

图4-2-78 赋予了钛基底体部一定倾斜角度的半定制钛基底。倾斜角度最多可以设定到20°。在植入角度容易倾斜的前牙种植修复中，通过角度的变更可以获得均一的修复体材料厚度。

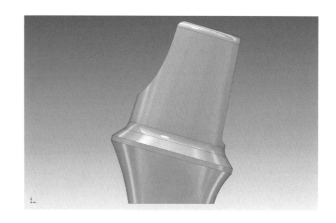

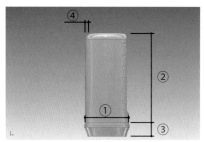

图4-2-79 ①4.0mm、②6.5mm、③1mm、④0.4mm的半定制钛基底。在前牙种植体上部结构设计中，如果植入深度比较理想的话，则积极地选择①的尺寸为最小直径（4.0mm）的钛基底。

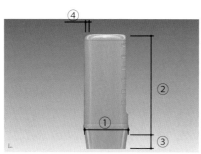

图4-2-80 ③为2mm的半定制钛基底。其他的数值与图4-2-79一致。

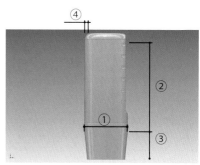

图4-2-81 ③为3mm的半定制钛基底。修复体的粘接界面（边缘）和种植体−基台连接部位之间保持一定距离会比较理想。

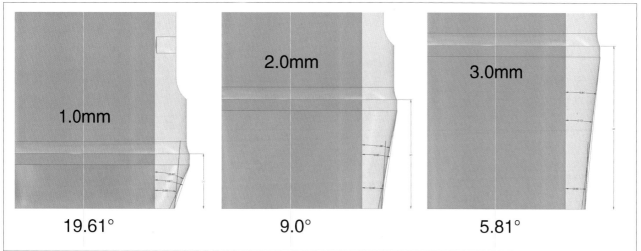

图4-2-82 图为边缘直径4.0mm，边缘高度（Margin Height，MH）1mm、2mm、3mm的钛基底，种植体颈部至粘接边缘的上升角度的比较图。（严密地来说轮廓不是直线型而是有凹面的）。从图中可以看出，即使是同样的直径，MH的不同会导致种植体颈部至粘接边缘的上升角度有明显差异。特别是在种植体平台的一侧，为了极力地减少对骨边缘和种植体周软组织的压力而想要更加直立地上升至粘接边缘，必须考虑植入深度和植入位置来选择钛基底。从临床的观点看，在理想的植入深度（4.0～4.5mm）的情况下，MH为2.0mm的钛基底最具有泛用性，也最为有效。

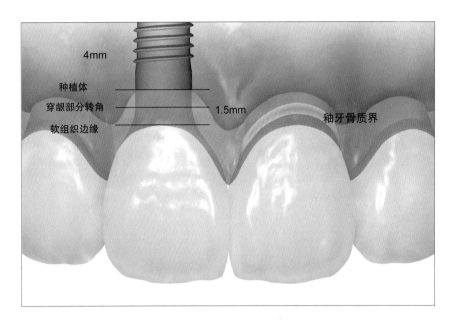

图4-2-83 通常情况下，釉牙骨质界存在于天然牙龈缘下方约1.0mm处。假设植入深度比较理想（4.0~4.5mm），种植体上部结构应该在软组织边缘下方1.5mm设定穿龈转角。考虑到修复过程中的软组织退缩，应该比起天然牙稍微更深的位置设定边缘，但模仿天然牙固组织的垂直向解剖学关系也很重要。

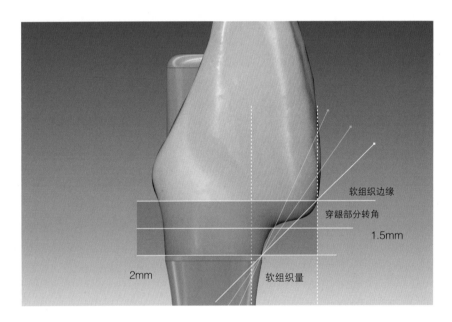

图4-2-84 植入深度设定在4.0mm，设计为复合型上部结构，并使用MH为2.0mm的钛基底的话，应该在软组织边缘下约2.0mm的区域内开始控制牙冠形态。此时，面向着牙龈，给予唇侧压力的同时调整龈下外形。另外，在重现相当于牙根部分的膨隆形态时，这个区域的形态控制扮演着重要的角色。

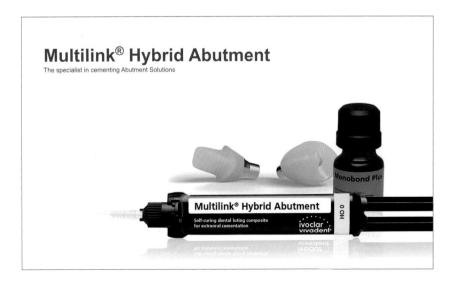

图4-2-85 在钛基底和氧化锆基台粘接的时候，使用Multilink Hybrid Abutment HO 0水门汀和Monobond Plus（义获嘉伟瓦登特）。Multilink Hybrid Abutment HO 0水门汀是为了粘接型种植体上部结构的制作所开发出来的水门汀，对于钛和氧化锆有很高的剪切强度。另外，使用高压灭菌器进行灭菌处理后仍然保持很高的粘接强度而不受其影响。不仅如此，HO 0的光透过率为0.02%，是一种能够确实地遮蔽金属颜色的化学固化型水门汀（资料提供：义获嘉伟瓦登特）。

6. 临床处理

通过骨增量和修复学操作改善美学效果的种植修复病例（图4-2-86~图4-2-97）

■ 初诊

图4-2-86 a、b　患者是20多岁的男性，这是一个因11牙根折裂而种植修复的病例。

11因为在青少年期受到了撞击外伤，牙齿的发育受到了抑制，再次受外伤后引起牙冠折裂而来院接受治疗。从小牙片中可以判断出11无法保留，决定种植修复11。本病例属于中切牙单颗牙缺失，特别需要考虑左右对称性来制订治疗计划。

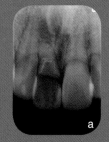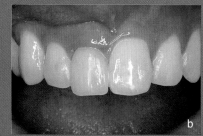

■ 外科手术

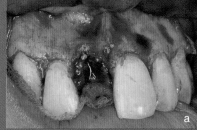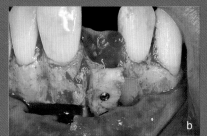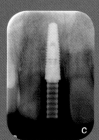

图4-2-87a~c　拔牙后，虽然施行了牙槽嵴保存术，但仍可见唇侧的骨吸收和骨裂开，考虑到患者的年龄，为了尽可能保证治疗结果的长期稳定，选择了用自体骨移植进行骨增量。

■ 临时性修复体

图4-2-88a~d　二期手术后，安装种植体水平的临时性修复体，一边定期观察一边赋予穿龈轮廓，在软组织高度和软组织边缘形态达到左右对称的时候进入最终修复阶段。另外，为了准确地转移利用临时性修复体所得到的穿龈轮廓的形态信息，制作了个性化印模转移杆并制取Pick-up印模。

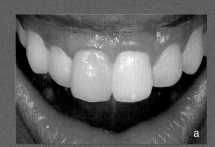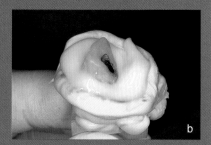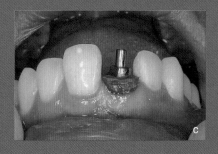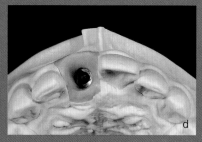

主治医生：长尾龙典（长尾齿科诊所）

■修复学操作

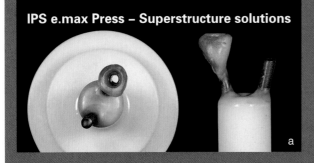
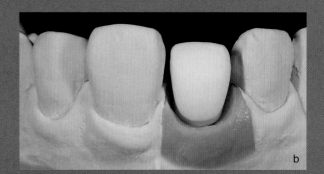

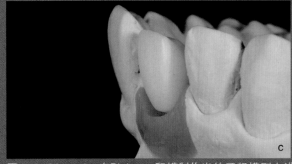
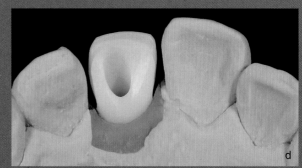

图4-2-89a～d　在Pick-up印模制作出的牙龈模型上进行微调整，为了得到对称的软组织边缘形态而进行牙龈框架的设计。上部结构制作成螺丝固位，并使用IPS e.max Press的MO 0瓷块来制作修复体（IPS e.max Press Superstructure solutions system）。

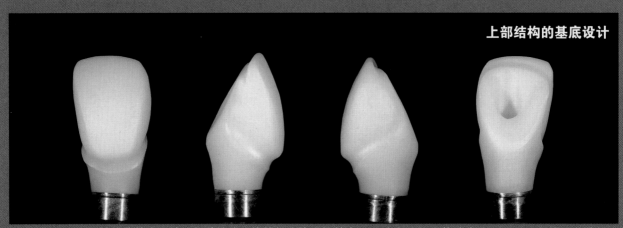

图4-2-90　上部结构的基底设计。与种植体连接的部分使用钛基底，口腔内试戴调整并确认无误后，在技工室进行间接粘接。

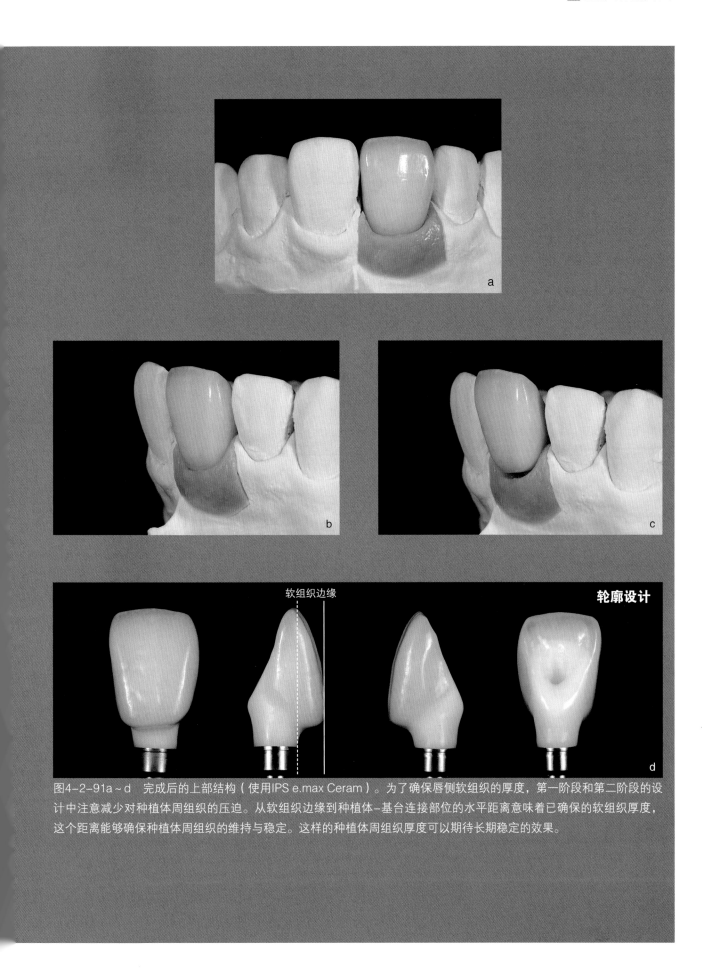

图4-2-91a~d　完成后的上部结构（使用IPS e.max Ceram）。为了确保唇侧软组织的厚度，第一阶段和第二阶段的设计中注意减少对种植体周组织的压迫。从软组织边缘到种植体–基台连接部位的水平距离意味着已确保的软组织厚度，这个距离能够确保种植体周组织的维持与稳定。这样的种植体周组织厚度可以期待长期稳定的效果。

■术后

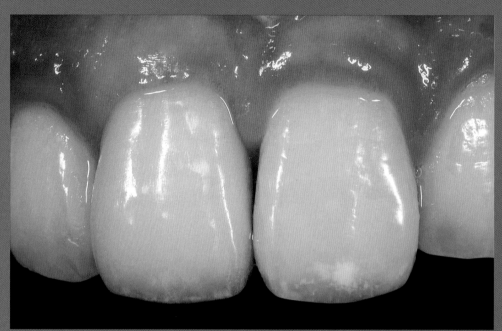

图4-2-92　口内粘接后。依照患者的意愿，没有重现出21切缘的白点。

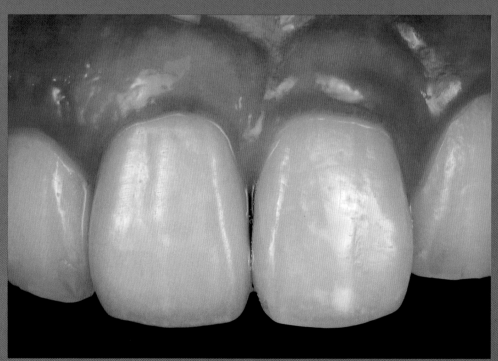

图4-2-93　口内粘接1年后的状态。从11和21之间的邻面接触点位置可以判断出龈乳头的恢复会比较困难，但软组织边缘的位置和形态都得到了充分的维持，并且很稳定。正因为设计上部结构时考虑了牙龈框架，才获得了牙冠和牙龈的极高对称性。

上颌两侧中切牙之间天然牙修复与种植修复不同的处理方式

■术前诊断

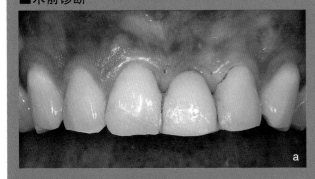
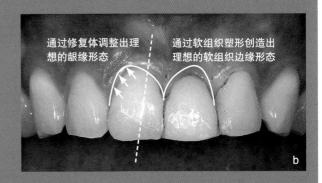

通过修复体调整出理想的龈缘形态　　通过软组织塑形创造出理想的软组织边缘形态

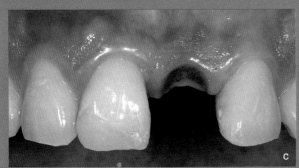
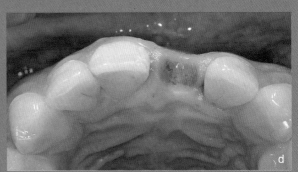

图4-2-94a~d　患者是30岁左右的男性，因外伤导致牙根折裂而来院。虽然决定21拔牙后进行种植修复，但11的牙冠也有部分折断，所以决定上颌两侧中切牙均接受修复。计划21拔牙后待软组织状态稳定之后早期种植。通过观察临时冠可知，右侧中切牙的扭转引起龈缘线的不协调，更加凸显牙龈框架的紊乱，所以尝试在修复11（活髓牙）时通过设定完成线以及控制龈下外形来改善龈缘形态。

■临时性修复体

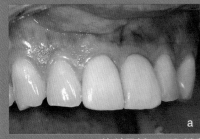
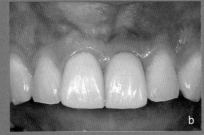
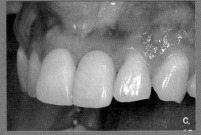

图4-2-95a~c　外科导板下不翻瓣种植，即刻修复。软组织稳定后开始11的基牙预备，进入双侧临时性修复体阶段。此后，不断多次地进行11的基牙预备，缓慢地朝着龈缘下进发。

主治医生：洼田 努（洼田齿科）

■修复学操作

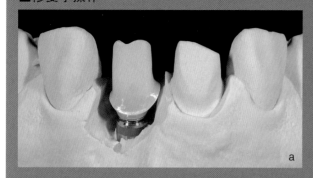

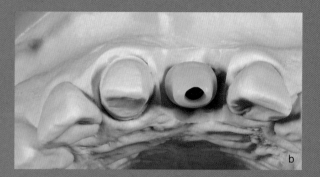

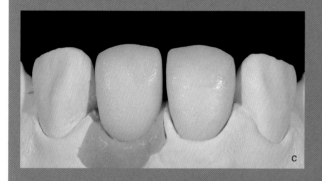

IPS e.max Press – Superstructure solutions

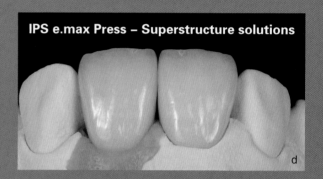

轮廓设计

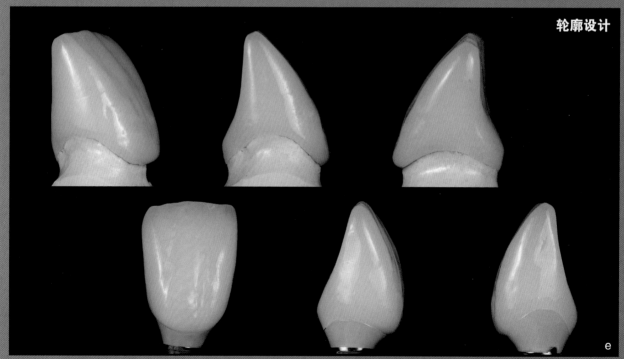

图4-2-96a~e 本病例使用了IPSe.max Press以及IPSe.max Ceram同时制作两侧的修复体（IPSe.max Press Superstructure solution system）。设计11时，尤其注意11的唇侧远中部分的形态（龈下外形），让牙龈框架能够在两侧的修复体戴入后变得整齐协调。

■术后

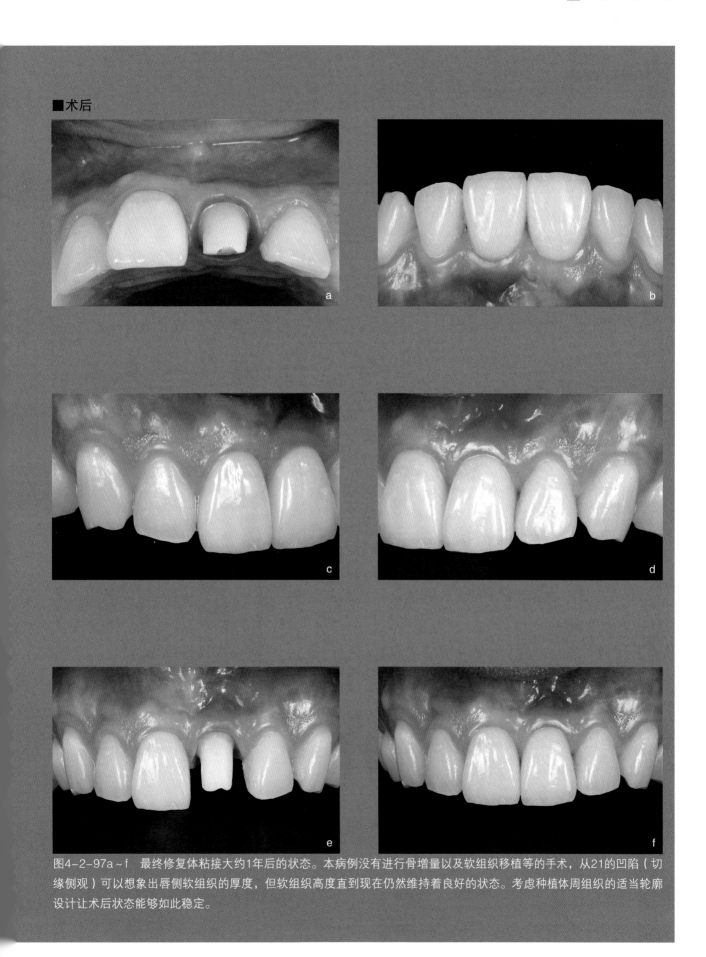

图4-2-97a~f　最终修复体粘接大约1年后的状态。本病例没有进行骨增量以及软组织移植等的手术，从21的凹陷（切缘侧观）可以想象出唇侧软组织的厚度，但软组织高度直到现在仍然维持着良好的状态。考虑种植体周组织的适当轮廓设计让术后状态能够如此稳定。

上颌两侧中切牙拔牙后即刻种植获得良好美学效果的病例（图4-2-98～图4-2-104）

■初诊

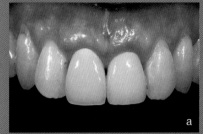 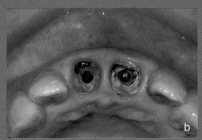 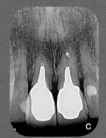

图4-2-98a～c 患者是50多岁的女性，曾接受牙冠修复的部位有异样感而来院。11和21均发生了牙根折裂，决定拔牙后即刻种植即刻修复。特别是中切牙的牙冠长度让整个上颌前牙区的平衡感变差，所以为了让修复的区域恢复美观和协调，需要预先决定牙冠的最终设计并以此指导种植体的植入。

■外科手术

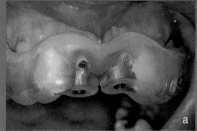 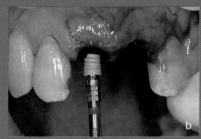 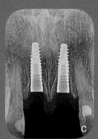

图4-2-99a～c 使用外科导板进行拔牙后即刻种植，为了同时塑造穿龈部分的形态，安装上事先制作好的个性化临时愈合基台（CTHA），等待术后愈合。另外，种植体的植入深度根据预先设定好的最终软组织边缘位置来决定。

■临时性修复体

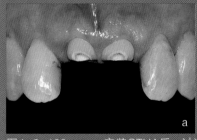 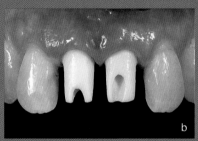 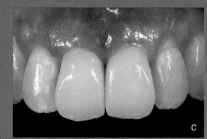

图4-2-100a～c 安装CTHA后，过渡到个性化临时基台（Customed Temporary Abutment，CTA）并进行暂时性修复。因为在CTHA的过程中已经一定程度上控制住软组织高度，在CTA上则可以进行更加精密的软组织边缘形态调整，和暂时性冠修复体一起提升美学效果。另外，CTA使用了IPS e.max Press来制作。

■软组织塑形设计

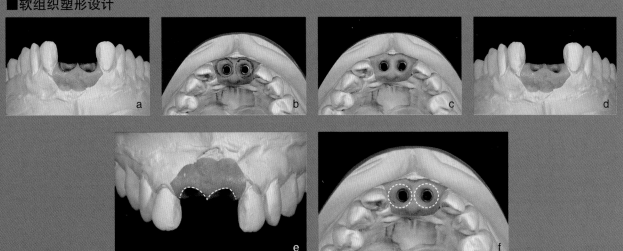

图4-2-101a~f　在牙龈模型上设定穿龈部分的形态。描记出理想的软组织边缘设计线，从描记线开始往软组织边缘下方1.0~1.5mm修整模型（根据植入位置和深度以及软组织的厚度不同，修整量也有所不同）。另外，对于近远中的龈乳头，由于需要估计着牙槽骨顶的位置来设计，有时候也需要从更深的位置开始往上方去设计外形。模型上的塑形工作会对口内的生物学与解剖学协调带来极大的影响，必须慎重地处理。

■修复学操作

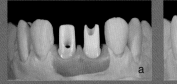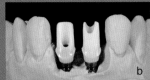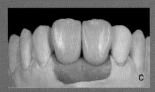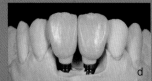

图4-2-102a~e　完成后的上部结构（氧化锆基台，IPS e.max Press）。从临时性修复体上得到的信息被忠实地反映在最终修复体上。这个阶段（最终修复）大幅度地改变设计的话会带来美学风险以及过重的种植体周组织负担，所以这个使用CTHA的修复体制作法可以最大程度上控制风险。

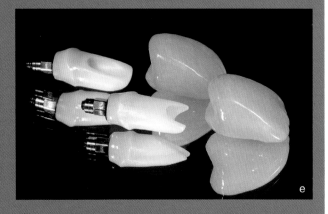

主治医生：泷野裕行（泷野齿科医院牙周种植中心）

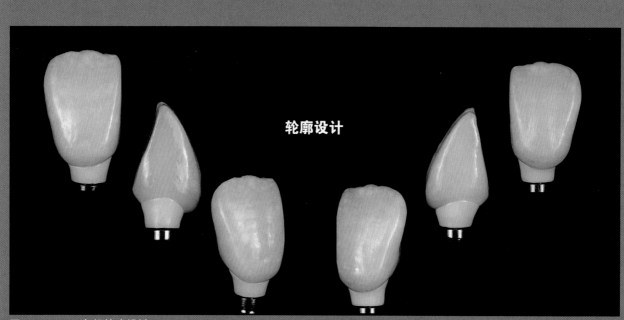

轮廓设计

图4-2-103　穿龈轮廓设计。

■术后

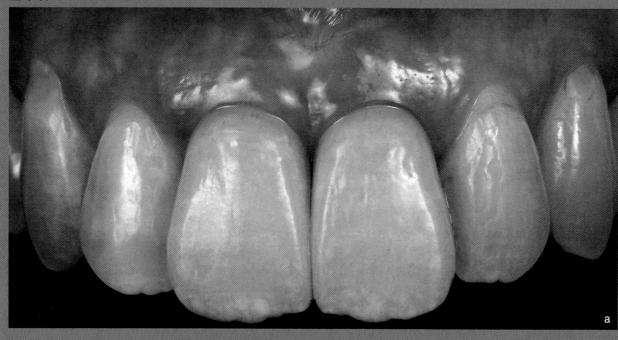

a

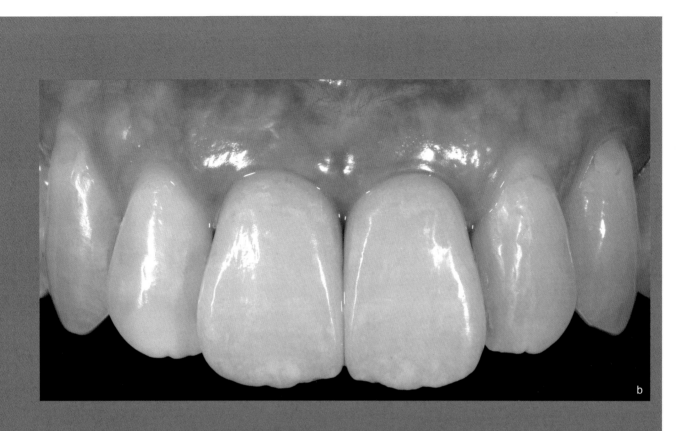

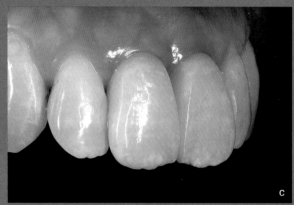

图4-2-104a~d　在口内戴入修复体后的状态。通过不翻瓣的拔牙后即刻种植，最大程度上控制住外科手术对组织的伤害，所以才得到了良好的修复结果。另外，充分考虑牙龈框架让牙冠和牙龈之间的平衡得以改善。对于软组织边缘的形态设定，只有在软组织边缘下方的生物学协调以及软组织边缘上方的解剖学协调都能获得时，软组织的形态设定才能作为美学决定因素之一参与到最终美学效果的评估当中。

　　与天然牙相比，由于牙列缺损的种植修复需要从软、硬组织均为负面条件的状态下开始治疗，因此在这个追求自然美的过程中略微会感受到矛盾的存在。当然，修复结果在很大程度上依存于修复条件的好坏，但如果椅旁的医技沟通所诞生的想法和启发能够忠实地反映在最终修复体上的话，笔者相信最终修复结果也会因此而发生翻天覆地的变化。

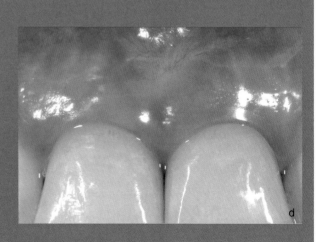

参考文献

1　种植体与周围组织的协调

[1] Palacci P, Ericsson I（编），村上斎（訳）. インプラント審美歯科 軟組織と硬組織のマネージメント. 東京：クインテッセンス出版, 2002.

[2] Wennström JL. Mucogingival considerations in orthodontic treatment. Semin Orthod 1996；2（1）：46-54.

[3] Chang M, Wennström JL, Odman P, Andersson B. Implant supported single-tooth replacements compared to contralateral natural teeth. Crown and soft tissue dimensions. Clin Oral Implants Res 1999；10（3）：185-194.

[4] 野澤健, 榎本紘昭, 鶴巻春三, 倉嶋敏明, 杉山貴彦, 渡邉文彦, 伊藤公一. 生物学的比率の概念に基づくインプラント周囲組織のマネージメント 長期的臨床データから導き出した予知性向上への提言. QDI 2006；13（2）：11-27.

[5] 上野大輔, 川崎文嗣, 森田雅之, 小林真理子, 三宅一永, 池谷俊和, 佐藤淳一, 新井高. インプラントプラットホームを基準とした周囲軟組織の形態的評価. 日本口腔インプラント学会誌 2009；22（2）：141-146.

[6] 高橋健. 前歯部インプラント補綴のクリニカルガイドラインと「Labial Off-set Design Concept」の提案. In 林直樹, 高橋健（編著）. 歯科技工別冊 審美修復のための補綴物製作技法とコラボレーションメソッド. 東京：医歯薬出版, 2012：118-127.

[7] Weber HP, Buser D, Fiorellini JP, Williams RC. Radiographic evaluation of crestal bone levels adjacent to nonsubmerged titanium implants. Clin Oral Implants Res 1992；3（4）：181-188.

[8] Hermann JS, Buser D, Schenk RK, Cochran DL. Crestal bone changes around titanium implants. A histometric evaluation of unloaded non-submerged and submerged implants in the canine mandible. J Periodontol 2000；71（9）：1412-1424.

[9] Consolaro A, Savi de Carvalho R, Francischone CE Jr, Consolaro MF, Francischone CE. Saucerization of osseointegrated implants and planning of simultaneous orthodontic clinical cases. Dental Press J Orthod 2010；15（3）：19-30.

[10] Grunder U, Gracis S, Capelli M. Influence of the 3-D bone-to-implant relationship on esthetics. Int J Periodontics Restorative Dent 2005；25（2）：113-119.

[11] Kan JY, Rungcharassaeng K, Liddelow G, Henry P, Goodacre CJ. Periimplant tissue response following immediate provisional restoration of scalloped implants in the esthetic zone: a one-year pilot prospective multicenter study. J Prosthet Dent 2007；97（6 Suppl）：S109-118.

[12] Kan JY, Rungcharassaeng K, Lozada J. Immediate placement and provisionalization of maxillary anterior single implants: 1-year prospective study. Int J Oral Maxillofac Implants 2003；18（1）：31-39.

[13] 宮本泰和. 上顎両側中切歯欠損症例―唇側骨を維持した抜歯後即時フラップレス埋入―. QDI 2010；17（3）：43-51.

2　上部结构的设计

[1] Fürhauser R, Florescu D, Benesch T, Haas R, Mailath G, Watzek G. Evaluation of soft tissue around single-tooth implant crowns: the pink esthetic score. Clin Oral Implants Res 2005；16（6）：639-644.

[2] Belser UC, Grütter L, Vailati F, Bornstein MM, Weber HP, Buser D. Outcome evaluation of early placed maxillary anterior single-tooth implants using objective esthetic criteria: a cross-sectional, retrospective study in 45 patients with a 2- to 4-year follow-up using pink and white esthetic scores. J Periodontol 2009；80（1）：140-151.

[3] 土屋賢司. 包括的治療戦略―修復治療成功のために―. 東京：医歯薬出版, 2010.

[4] 宮本泰和. 上顎両側中切歯欠損症例―唇側骨を維持した抜歯後即時フラップレス埋入―. QDI 2010；17（3）：43-51.

[5] Su H, Gonzalez-Martin O, Weisgold A, Lee E. Considerations of implant abutment and crown contour: critical contour and subcritical contour. Int J Periodontics Restorative Dent 2010；30（4）：335-343.

[6] 藤田恒太郎, 桐野忠大. 歯の解剖学 改訂版. 東京：金原出版, 1967.

[7] 内藤孝雄. 日本人永久歯の解剖から得られた歯列. 咬み合わせの科学 2010；30（1-2）：18-25.

[8] Grunder U, Gracis S, Capelli M. Influence of the 3-D bone-to-implant relationship on esthetics. Int J Periodontics Restorative Dent 2005；25（2）：113-119.

[9] 日高豊彦, 高橋健. インプラント上部構造のサブジンジバルカントゥア Part1：チームアプローチによる形態決定法. QDT 2007；32（1）：22-44.

[10] 高橋健. インプラント上部構造のサブジンジバルカントゥア Part Ⅱ：歯科技工士が知っておきたい情報と考察点. QDT 2007；32（2）：15-38.

[11] 高橋健. 前歯部インプラント補綴のクリニカルガイドラインと「Labial Off-set Design Concept」の提案. In 林直樹, 高橋健（編著）. 歯科技工別冊 審美修復のための補綴物製作技法とコラボレーションメソッド. 東京：医歯薬出版, 2012：118-127.

[12] Patrick Palacci, Ingvar Ericsson（編），村上斎（訳）. インプラント審美歯科 軟組織と硬組織のマネージメント. 東京：クインテッセンス出版, 2002.

[13] Chang M, Wennström JL, Odman P, Andersson B. Implant supported single-tooth replacements compared to contralateral natural teeth. Crown and soft tissue dimensions. Clin Oral Implants Res 1999；10（3）：185-194.

[14] 上野大輔, 川崎文嗣, 森田雅之, 小林真理子, 三宅一永, 池谷俊和, 佐藤淳一, 新井高. インプラントプラットホームを基準とした周囲軟組織の形態的評価. 日口腔インプラント誌 2009；22（2）：141-146.

[15] 野澤健, 榎本紘昭, 鶴巻春三, 倉嶋敏明, 杉山貴彦, 渡邉文彦, 伊藤公一. 生物学的比率の概念に基づくインプラント周囲組織のマネージメント：長期臨床データから導き出した予知性向上への提言. QDI 2006；13（2）：11-27.

著、译、审校介绍

著

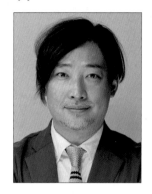

都築優治（つづき ゆうじ）

2001 年　新大阪歯科技工士専門学校専攻科卒業
2005 年　茂野歯科医院勤務
2007 年　伊藤歯科医院勤務
2009 年　Ray Dental Labor 開業

Ivoclar Vivadent 公認インストラクター
Clinical Enhancement Course 主宰

译

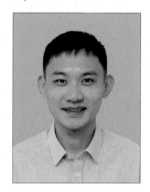

张泓灏

本科毕业于南方医科大学
日本大阪齿科大学口腔修复学博士、博士后
曾任大阪齿科大学口腔修复科临床助教
拥有中日两国口腔医师执业资格
日本牙周病学会（Japanese Society of Periodontology）会员
日本临床牙周病学会（Japan Society of Clinical Periodontology）会员
现任职于中山市人民医院种植修复科

审校

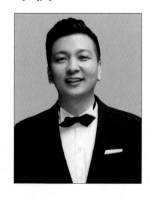

许鑫

2004—2014年　毕业、任职于上海登士柏浦单达
2018年　创办大连臻致医疗器材有限公司并任总经理
2019年　赴德国、意大利学习登士柏最新玻璃陶瓷系统

德国迪瑞氧化锆全球认证讲师
日本可乐丽泽武公司技术指导
Upcera氧化锆特约讲师